I0480222

Necesidad
de
Alimentación

Coordinadora Editorial: *Alba Flores Reyes*

Editor: *Diego Molina Ruiz*

Copyright © 2017 Diego Molina Ruiz (Editor)

Edita: sapientiaEd diegomolinaruiz@gmail.com

Coordinadora Editorial: Alba Flores Reyes

Diseño de portada: Diego Molina Ruiz

Imagen de portada: María López Zapata

Título de la obra: Necesidad de Alimentación

Libro número 2

Serie: Notas sobre las 14 Necesidades de Virginia Henderson

Primera edición: 08/08/2017

N° de páginas: 115

Autora: Alba Flores Reyes

Autora: Irene Sánchez Márquez

All rights reserved / Todos los derechos reservados

ISBN-10: 1974431851
ISBN-13: 978-1974431854

Edición impresa en papel y ebook disponible en:
www.amazon.com y www.amazon.es

TÍTULO DE LA OBRA:
NECESIDAD DE ALIMENTACIÓN

LIBRO NÚMERO 2
SERIE: NOTAS SOBRE LAS 14 NECESIDADES DE VIRGINIA HENDERSON

AUTORAS:
ALBA FLORES REYES
IRENE SÁNCHEZ MÁRQUEZ

EDITOR: *Diego Molina Ruiz*

PRESENTACIÓN

El arte de cuidar remota desde tiempos inmemorables, con una constante evolución de la evidencia científica, nuevos descubrimientos, técnicas así como mejoras en los procedimientos actuales.

Estamos en un momento en el que la calidad de la salud es más que la propia vida, y el equilibrio entre la mente y cuerpo es aquel que hace que una persona alcance su máximo esplendor y satisfacción en la vida. La Independencia es sinónimo de salud.

El lector puede comprobar gratamente el más actual abordaje hasta el momento de manera concisa y completa de los procedimientos en cada una de las 14 necesidades de Virginia Henderson: respiración, alimentación, eliminación, movimiento, sueño y descanso, arreglo personal, temperatura, higiene, seguridad, comunicación, creencias, crecimiento personal, entretenimiento y aprendizaje. De esta manera ayuda tanto a los estudiantes como a los profesionales a subsanar los errores que podamos estar cometiendo actualmente o a completar carencias actuales que presentemos en nuestros cuidados basados siempre en la mejor evidencia disponible.

La referencia a los cuidados está presente en todo el recorrido de la colección. Hoy en día no sería posible el abordaje del cuidado del paciente como ser biopsicosocial sin reconocer el aporte cada miembro del equipo sanitario. Por ello esta colección aporta el enriquecimiento multidisciplinar y cooperación de las diferentes categorías profesionales sanitarias. En este aspecto, en la colección se contempla una amplia visión de las actuaciones centradas en el paciente y no tanto hacia la técnica.

Nuestra profesión avanza a pasos agigantados y nosotros, como no puede ser de otra manera, con ella.

En palabras de la propia Virginia Henderson "La enfermera es temporalmente la conciencia del inconsciente, el amor de vida para el suicida, la pierna del amputado, los ojos del recientemente ciego, el medio de locomoción para el infante, y una voz para aquéllos demasiado débiles para hablar".

Alba Flores Reyes
Coordinadora Editorial

EDITOR: *Diego Molina Ruiz*

DEDICATORIA

El presente libro en particular y la colección "Notas sobre las 14 Necesidades de Virginia Henderson" a la que pertenece, en general, van dedicados a todas las personas interesadas en alguna de las necesidades que aquí se tratan. Y en particular a las personas que cuidan, sean familiares, profesionales o amigos. Y también a todas las personas interesadas en conocer o practicar todo el saber que su lectura ofrece.

¡Salud y Ánimo!

Diego Molina Ruiz

EDITOR

CONTENIDO

AGRADECIMIENTOS

A todo el elenco de autores que han hecho posible la elaboración del presente libro y en su conjunto toda la colección que forman la serie denominada "Notas sobre las 14 Necesidades de Virginia Henderson". A su coordinadora editorial y a un equipo de profesionales que destacan por su incansable interés por indagar en éstas necesidades y la innovación basada en la evidencia. El conocimiento apoyado por la investigación y la experimentación de prácticas clínicas que conforman la experiencia del trabajo diario. Con la observación y recogida de las anotaciones necesarias para ser plasmadas y compartidas a través los textos incluidos en ésta obra.

1 INTRODUCCIÓN

El presente libro sirve como ayuda para el día a día de los profesionales del equipo multidisciplinar sanitario a mejorar y reforzar su conocimiento, así como a los profesionales en su inicio de la carrera profesional en este entorno, y a estudiantes universitarios para ayudarles en su aprendizaje. Todo ello enfocado en el contexto de las 14 necesidades de Virginia Henderson.

Con este libro pretendemos conseguir que se conozca el actual abordaje de la necesidad de Alimentación: el comer y beber adecuadamente, comenzando con actualizaciones sobre valoración del paciente, tipos de nutrición, diagnósticos de enfermería, bajo el uso de la mejor evidencia científica en cuanto a dispositivos y técnicas para solventar y ayudar a aquellos pacientes con problemas para el afrontamiento de esta necesidad y cuidados generales.

También pretendemos que sea un libro de fácil acceso para poder solventar dudas y que ayude a llevar a cabo las directrices más correctas del cuidado integral del paciente como ser bio-psico-social. De esta manera aportamos un libro dinámico, útil y actualizado que presenta los mejores cuidados ayudando a subsanar errores que podamos estar cometiendo actualmente o a completar carencias actuales que presentemos en nuestros cuidados basado siempre en la mejor evidencia científica disponible en la actualidad.

Quizás la necesidad de Alimentación sea una de las más importantes dentro de las 14 necesidades de Virginia Henderson, de ahí el gran valor de este libro, haciendo un recorrido rápido por todos los temas importantes a tener en cuenta dentro de esta necesidad.

No solo conseguiremos hacer una buena valoración del estado nutricional del paciente sino que conseguimos solventar cualquier problema o carencia que esté presente.

Igualmente, con el resto de libros de la colección se podrá tener una visión general acerca de todas las cuestiones que influyen en el paciente, es decir, de todas las necesidades, consiguiendo así una atención integral por parte de los profesionales.

2 VALORACIÓN

Para poder entender el porqué de la valoración de enfermería según el modelo de Virginia Henderson se hace imprescindible primero explicar cómo entendía ésta la enfermería.

Definición de la función propia de enfermería: *"La función propia de enfermería es atender al individuo, sano o enfermo, en la realización de aquellas actividades que contribuyen al mantenimiento de la salud o a su recuperación (o a evitar el padecimiento a la hora de la muerte), actividades que él realizaría sin ayuda si tuviera la fuerza, la voluntad o el conocimiento necesarios. Igualmente corresponde a la enfermera cumplir esta misión de tal manera que ayude al enfermo a independizarse a la mayor brevedad posible"*[1].

La definición que Henderson aportaba sobre el metaparadigma enfermero era en primer lugar que la persona era un todo compuesto por 14 necesidades básicas. El entorno era el conjunto de todas aquellas condiciones externas y de las influencias que afectan a la vida y al desarrollo de un organismo. La salud nunca fue definida como tal pero esta idea siempre estaba referida a la de independencia, siendo el concepto más importante de su modelo. De tal forma se considera la salud en términos de habilidad, realizar sin ayuda los 14 componentes de los cuidados de enfermería. El paciente entra en un estado de dependencia cuando no posee los conocimientos, la fuerza o la voluntad necesarios para hacer frente a las 14 necesidades básicas, esto justificaría la intervención de enfermería. Los cuidados básicos de enfermería se ponen de manifiesto cuando la enfermera tiene que suplir o ayudar a la persona en las situaciones de dependencia. Aparecen tres niveles de relación que van desde una relación muy dependiente hasta la independencia, siendo estos la sustituta del paciente, la ayuda para el paciente y la compañera del paciente[1,2].

2.1. NECESIDAD DE ALIMENTACIÓN.

La necesidad de alimentación es, dentro de todas las demás, una de las más importantes. Según Abraham Maslow, la alimentación adecuada formaría parte de la base de su pirámide de necesidades humanas, dentro de las necesidades fisiológicas. Esta necesidad incluiría todos los procesos y mecanismos que van a intervenir en la provisión de alimentos y líquidos, además de los mecanismos fisiológicos de ingestión, deglución, digestión e integración de los alimentos por parte del cuerpo.

La complejidad de esta necesidad radica en las diferentes formas en las que puede presentarse, es decir, la dieta o la manera de alimentarse de dos personas puede ser completamente diferente y aun así estar perfectamente cubierta. Las diferentes culturas, formas de vida, edad o incluso las necesidades de adaptarla a los diferentes procesos de enfermedad hacen que esta necesidad sea una de las más complejas y por ello se hace imprescindible una buena valoración por parte de enfermería[2].

2.2. VALORACIÓN SUBJETIVA GLOBAL.

Se basa en un método de puntuación de una serie de parámetros, referidos por el paciente u objetivados por parte de enfermería, que tratan de medir el impacto de la enfermedad sobre el estado nutricional del paciente.

2.2.1. CARACTERÍSTICAS DE NORMALIDAD.

Como ya hemos mencionado anteriormente, las manifestaciones de independencia, es decir, las características de normalidad, son para Virginia Henderson aquellas habilidades que muestra la persona para realizar su autocuidado dentro de las diferentes necesidades.

A continuación hemos clasificado éstas características según hagan referencia al autocuidado del paciente, a la constitución según su etapa de desarrollo o edad, a la ingesta y a la parte más fisiológica de la alimentación, el tracto digestivo.

- Autocuidado.

  − Autónomo para las actividades de alimentación.
  − Dispone de cuidador para las actividades de alimentación.

- Constitución.

  − Constitución adecuada para la etapa de desarrollo/edad.

- Ingesta.

- Apetencia adecuada y mantenida.
- Ingesta adecuada de alimentos.
- Ingesta adecuada de líquidos.

• Tracto digestivo superior.

- Masticación funcional.
- Deglución funcional.
- Digestión funcional.
- Tolera la dieta.
- Esofagostomía normofuncionante.
- Gastrostomía normofuncionante.

2.2.2. MANIFESTACIONES CLÍNICAS.

Las manifestaciones clínicas o manifestaciones de dependencia son aquellas que aparecen cuando la persona no es ya capaz de cubrir las necesidades básicas, ya sea porque no tiene los conocimientos, la fuerza o la voluntad necesarios para hacerles frente.

Al igual que con las características de normalidad, hemos centrado las manifestaciones clínicas en el autocuidado, la constitución, la ingesta y el tracto digestivo superior.

• Autocuidado.

- Dificultad grave para la alimentación.
- Dificultad leve para la alimentación.
- Incapacidad para la alimentación.
- No dispone de cuidador para las actividades de alimentación.

• Constitución.

- Caquexia.
- Emaciación.
- Infrapeso.
- Pérdida ponderal en un corto periodo de tiempo.
- Obesidad.
- Obesidad mórbida.
- Sobrepeso.

- Ingesta.

  - Anorexia.
  - Aversión alimenticia.
  - Expulsión involuntaria de la comida fuera de la boca.
  - Hipodípsia.
  - Inapetencia.
  - Incapacidad subjetiva para la ingesta.
  - Ingesta insuficiente.
  - Falta de piezas dentales.
  - Polidipsia.
  - Polifagia.
  - Prolongación del tiempo de ingesta.
  - Rechazo a los alimentos.

- Tracto digestivo superior.

  - Anquiloglosia.
  - Disfagia a líquidos.
  - Disfagia a sólidos.
  - Disgeusia.
  - Dismasesis.
  - Atragantamiento episódico.
  - Halitosis.
  - Reflujo gastroesofágico.
  - Hipersalivación.
  - Hiposalivación.
  - Intolerancia a la dieta.
  - Nauseas.
  - Odinofagia.
  - Regurgitación.

2.3. HISTORIA ALIMENTARIA.

Se realizan encuestas que pueden reflejar la ingesta diaria real en distintos periodos, o bien la frecuencia de consumo de distintos alimentos[1].

Los datos que se recogen en estas encuestas suelen ser los siguientes:

- Antecedentes de salud/enfermedad.
  - Problemas actuales relacionados con la nutrición: diarrea,

estreñimiento, gastritis…
– Antecedentes familiares: obesidad, diabetes, HTA…

• Estilo de vida.
  – Diario de actividades durante 24h, 72h u otro periodo.
  – Actividad: ligera, moderada, intensa.
  – Ejercicio: qué tipo y con qué frecuencia se practica.
  – Consumo de alcohol tabaco o café.

• Signos:
  – Aspecto General: cabello, ojos, piel, uñas, labios, encías, etc…
  – Tensión arterial.

2.4. MEDIDAS ANTROPOMÉTRICAS.

Los datos a registrar son los siguientes.
• Peso. Es la variable más utilizada y sensible.
• Talla. Junto con el peso es de las variables más indicativas. Aunque esta no suele variar nos sirve para calcular el índice de masa corporal.
• Índice de masa corporal o índice de Quetelet (IMC). Se relaciona con la proporción de grasa corporal medida con otros parámetros. Los valores de normalidad oscilan entre 20 y 24.9, siendo el valor medio 23. También sirve para estimar la desnutrición del paciente. Se calcula a través de la siguiente forma[1]:

$$IMC = peso\ (kg)/talla^2\ (m)$$

Para una información más amplia *(Véase anexo 1)*[1], en él se muestra una tabla con la clasificación de los distintos grados de desnutrición según el IMC.

• Pliegues cutáneos. Es un método de estimación de la grasa corporal. Para su medición se determina el grosor de los pliegues tricipital, abdominal y subescapular.

• Circunferencia mediobraquial. Con él se estima el índice de masa muscular total y es una medida indirecta de las reservas proteicas.

2.5. PARÁMETROS BIOQUÍMICOS.

El nivel en sangre de las proteínas plasmáticas refleja el estado de las proteínas viscerales. Los parámetros que incluye son: proteínas totales, proteínas de vida larga (albúmina) y proteínas de vida media corta (transferrina, prealbúmina, y proteína ligada al retinol).

- Albúmina. Es una de las proteínas viscerales más abundantes. La síntesis de albumina depende de los hepatocitos y del aporte de aminoácidos. La alteración de sus niveles puede deberse a un aporte proteico insuficiente, afecciones hepáticas, traumatismos y procesos inflamatorios o infecciosos. Debido a su vida media larga (20 días) es un parámetro poco sensible a las variaciones nutricionales recientes, sin embargo es el de mayor valor predictivo positivo, su alteración implica desnutrición con una elevada probabilidad. Sus valores normales oscilan entre 3,5-5,4 g/dl.

- Transferrina. Es la proteína encargada de trasportar el hierro. Es sintetizada principalmente en el hígado y tiene una vida media de 8-10 días. La concentración de esta proteína se ve alterada por enfermedades hepáticas y procesos inflamatorios. Los niveles normales son de 200-450 mg/dl.

- Prealbúmina. Tiene una vida media muy corta (2 días). Su concentración en sangre depende del aporte energético y el balance nitrogenado. Al tener una vida media tan corta es un parámetro muy sensible a la malnutrición y refleja los cambios agudos en el estado nutricional. Los valores normales son de 18-45 mg/dl.

- Proteína ligada al retinol. Aún tiene una vida media más corta (12h) y su principal función es el trasporte de retinol. Tiene una sensibilidad mayor que la prealbúmina pero su baja concentración (2-6 mg/dl) y las dificultades técnicas para su utilización hacen que no sea muy utilizada[1].

Otros parámetros bioquímicos a tener en cuenta son la creatinina y el recuento linfocitario.

2.6. PARÁMETROS INMUNITARIOS.

Hay una estrecha relación entre el estado inmunitario y el estado nutricional. Se han estandarizado diferentes test de sensibilidad retardada ante diversos antígenos (tuberculina, candidina y otros)[1].

3 NUTRICIÓN

Cuando se produce alguna alteración en cualquier de las fases de la alimentación (deglución, tránsito, digestión, absorción o metabolismo) se desencadena una situación de desnutrición. En los casos en los que no se pueden utilizar alimentos de consumo ordinario se hace necesario recurrir a las formulas artificiales para cubrir aquellas necesidades metabólicas del organismo[1,3,4].

A continuación explicaremos las dos modalidades de nutrición artificial que existen, la nutrición enteral y la nutrición parenteral.

3.1. NUTRICIÓN ENTERAL.

Definimos la nutrición enteral como la técnica de soporte nutricional por la cual administramos nutrientes por la vía oral o mediante sonda directamente al aparato digestivo, siendo este anatómica y funcionalmente útil, pero existe alguna dificultad para la ingestión de alimentos por boca[3].

La nutrición enteral siempre debe de ser la nutrición artificial de preferencia, ya que es la forma más fisiológica de alimentación, la que más se asemeja a la nutrición normal y por tanto menos traumática, además de tener menos complicaciones y ser menos graves. Además de todo esto resulta más económica y más fácil de preparar, administrar y controlar[4].

3.1.1. INDICACIONES.

Una buena manera de resumir qué paciente es candidato a nutrición enteral sería todo aquel que no debe, no quiere o no puede alimentarse por boca pero que tiene un intestino funcional, sin esta condición es imposible instaurar la nutrición enteral[3].

A partir de esta premisa podríamos decir que los pacientes candidatos a nutrición enteral serían los siguientes[1]:

- Dificultad para la ingesta oral (ancianos, anoréxicos, neoplasias...).
- Aumento de las necesidades nutricionales en (sepsis, quemados, politraumatizados...).
- Cirugía del sistema digestivo superior (maxilar, esófago, laringe...).
- Enfermedades neurológicas con un Glasgow bajo como (coma, demencias, ICTUS...).
- Paciente con el aparato digestivo anatómicamente alterado y funcionalmente intacto (neoplasias digestivas, intestino corto, estenosis digestiva...).
- Paciente con el aparato digestivo anatómicamente intacto y funcionalmente alterado (insuficiencia hepática, síndrome de malabsorción...).

En cuanto a las contraindicaciones de la nutrición enteral tendríamos que considerar todas las situaciones en las que el sistema digestivo está comprometido y no puede realizar su función. Éste sería el caso de la obstrucción intestinal, la perforación intestinal o las hemorragias digestivas. Hemos elaborado una tabla con las contraindicaciones absolutas y relativas.

Existen casos en los que está recomendado el uso inicial de nutrición parenteral (NPT) para después modificarse a nutrición enteral hasta normalizarse a dieta normal, este es el caso de pacientes con intestino corto[1].

3.1.2. TIPOS DE NUTRICIÓN ENTERAL.

El tipo de nutrición que usaremos dependerá de los requerimientos nutricionales del paciente. En según qué circunstancias las necesidades del paciente se ven alteradas, debidas al proceso de enfermedad, es por esto que existen multitud de fórmulas distintas para adaptarse a las diferentes situaciones[4.]

En primer lugar podremos dividir los preparados según su contenido proteico:

- Normoproteicos: presentan un contenido proteico del 11-18% del aporte energético total. Son las fórmulas más comunes.

- Hiperproteicos: Su contenido proteico es superior al 18%, entre un 18-30% del aporte total energético. Su uso está indicado en situaciones de grandes pérdidas proteicas o donde las necesidades están aumentadas, como en los quemados, postcirugía o politraumatizados. Cuando se usan estas formulaciones debemos vigilar estrechamente la función hepática y renal.

Ambas fórmulas pueden dividirse a su vez, según su osmolaridad, en formulas poliméricas u oligoméricas. La osmolaridad determina la velocidad de vaciamiento gástrico, la motilidad intestinal y la secreción de agua intestinal[3].

- Poliméricas: Requieren una función intestinal conservada para su absorción, ya que los nutrientes presentan un peso molecular alto. Son las más utilizadas por ser las que más se asemejan a la alimentación fisiológica. Hay algunas presentaciones con cantidades variables de fibra y se suelen presentar sin lactosa.

- Oligoméricas: Sus compuestos están hidrolizados, por lo que se absorben sin que el tracto intestinal sea normal[1].

También existen otros criterios a tener en cuenta en la clasificación de las formulaciones de nutrición enteral, como son la densidad calórica o la existencia de fibra y el tipo. Además existen algunas dietas específicas para diferentes patologías (hepatopatías, nefropatías, diabetes, insuficiencia respiratoria...).

3.1.3. VÍAS DE ADMINISTRACIÓN.

Antes de escoger la vía de administración hay varios factores a tener en cuenta. Debemos considerar la enfermedad de base del paciente, la situación clínica, el estado nutricional y sus requerimientos, si se ha recibido un soporte nutricional previo, la duración del tratamiento y la fórmula elegida[3].

- Vía oral.

Para que se pueda producir la alimentación por boca se requiere de la colaboración del paciente y de que mantenga un tracto digestivo funcionante, un nivel de conciencia adecuado y que conserve la función deglutoria. Existen formulaciones que aportan el total de las necesidades energéticas diarias y otras que se utilizan como suplemento de la dieta. Tienen que tener un olor y sabor agradables para facilitar su ingesta[4.]

- Técnicas no invasivas.

Para seleccionar la colocación de una sonda como técnica de elección se tendrán en cuenta tanto la patología de base como el tiempo previsto de nutrición enteral. En casos en los que la duración de la nutrición vaya a ser menor de 4-6 semanas la vía transnasal será la más recomendada.

La colocación de la sonda debe de hacerse desde la nariz hasta los diferentes puntos del sistema digestivo, siendo la nasogástrica la sonda de preferible elección, siempre que haya un correcto vaciamiento gástrico[3].

En función de la localización del extremo de la sonda distinguiremos las siguientes sondas:

– Sonda nasogástrica (SNG): es la sonda habitual de elección. Está indicada en los pacientes con integridad gástrica funcional y anatómica, buen nivel de conciencia, reflejo nauseoso conservado y ausencia de enfermedad digestiva alta.

Por este tipo de vía se puede administrar cualquier tipo de dieta (polimérica, oligomérica…) y es más segura a la hora de administrar fármacos que otras vías. El mayor inconveniente de la utilización de esta sonda es que facilita el reflujo gastroesofágico y por tanto aumenta el riesgo de aspiración, deberemos mantener elevada la cabecera de la cama como mínimo unos 30º.

– Sondas nasoduodenal y nasoyeyunal: este tipo de sonda está indicada cuando existe una alteración del estómago u órganos anexos (vías biliares, páncreas…), vaciamiento gástrico retardado o en las situaciones que puedan producir reflujo gastroesofágico.

- Técnicas invasivas.

Escogeremos la utilización de una técnica invasiva en el caso de que la duración de la nutrición enteral vaya a ser mayor de 4-6 semanas, cuando se hace imposible la colocación nasoentérica o es difícil mantener la sonda. Se pueden colocar de manera percutáneao quirúrgica en cualquier segmento del tracto intestinal. Así pues, según la localización distinguiremos las siguientes técnicas[3].

– Gastrostomía: está indicado en los pacientes con disfagia orgánica y motora. Las contraindicaciones consistirían en la ascitis, gastrectomía previa o cirugía abdominal.

Se utilizan dos técnicas de colocación de una gastrostomía:

o Quirúrgica:
Gastrostomía de Stamm, de Witzell o de Janeway.

o Percutánea:
Gastrostomía percutánea endoscópica (PEG): La PEG presenta varias ventajas con respecto a la SNG. La PEG evita problemas estéticos y psicológicos, además de lesiones en nariz y esófago.

Después de una PEG el paciente puede seguir ingiriendo por boca. A veces, por criterio médico, la PEG solo se usara para la administración de líquidos de forma segura, manteniendo la mayoría de la ingesta de forma oral.

Gastro-Yeyunostomía percutánea endoscópica (PEG-J): es una variable de la anterior en la que se introduce una sonda hasta el yeyuno a través del orificio de la gastrostomía. En ocasiones se puede dejar otra sonda en estómago para descompresión[4].

- Duodenostomía: es la alternativa a la gastrostomía en pacientes sometidos a gastrectomías totales.
- Yeyunostomia: está indicado en general en aquellos pacientes en los que no es posible la colocación de una PEG por poseer una patología gástrica o por el estado clínico del paciente. Una ventaja de esta técnica es la disminución del reflujo gastroesofágico, y por tanto menor riesgo de aspiración. El mayor inconveniente es que obliga a administrar la dieta de manera continua a través de bomba de infusión o mediantes bolos pequeños pero con intervalos cortos de tiempo entre ellos[3.]

3.1.4. FORMAS DE ADMINISTRACIÓN.

La nutrición enteral se puede administrar de dos formas, de forma intermitente y de forma continua, dependiendo del lugar de colocación de la sonda, la cantidad de nutrición o del estado del paciente[1,4,5].

- Intermitente: es el método de elección en pacientes conscientes, con un tubo digestivo sano y un correcto vaciado gástrico. Es la forma más fisiológica, ya que las tomas se reparten a lo largo del día en los horarios habituales de las comidas. A medida que aumentamos el número de tomas se disminuye el volumen. Normalmente cuando se infunde al estómago se permite la administración de mayor cantidad de volumen repartiéndolo así en menos tomas. Si infundimos en duodeno administraremos 300 ml repartidos en 6-7 tomas. Si administramos a yeyuno éste solo tolera un máximo de 200 ml que infundiremos cada 2h respetando la noche[1].

Esta administración intermitente puede realizarse con jeringa, por gravedad o en bomba[1,3].

- En bolus con jeringa: no es la forma más recomendable a nivel hospitalario. Pueden aparecer complicaciones propias de la administración muy rápida. Es la forma más útil en pacientes con nutrición enteral domiciliaria. Se suelen administrar 1500-2000 ml entre unas 5-8 veces, dependiendo del volumen total y de la tolerancia del paciente. Lo más importante de esta administración es la velocidad de infusión, se debe presionar el émbolo lentamente a una velocidad no superior a 20 ml por minuto[3,5].

— Por gravedad: la administración puede realizarse de manera más lenta, siendo así mejor tolerada. La velocidad puede graduarse con el regulador de flujo del equipo de infusión, aunque el inconveniente es que no siempre es fácil de regular, pudiéndose producir obstrucciones o paso demasiado rápido. La frecuencia utilizada en esta modalidad de infusión generalmente es de 3-4 veces/día, durando 3-4 horas cada periodo[3,5].

— Con bomba: la gran ventaja de esta modalidad es que permite controlar la velocidad de infusión, favoreciendo la tolerancia de la dieta. Es especialmente útil cuando debemos infundir cantidades elevadas de alimentación, cuando usamos sondas muy finas o fórmulas muy densas[3,5.]

• Continua: consiste en la administración ininterrumpida de la dieta mediante bomba, bien durante las 24 horas o bien durante 16-18 horas, respetando el descanso nocturno. En este tipo de administración estará indicada cuando existen problemas de absorción o digestión, o bien cuando se administra en duodeno o yeyuno hasta que se comprueba la tolerancia. La llegada de grandes volúmenes o un ritmo de infusión demasiado rápido a estas zonas del intestino suelen producir problemas gastrointestinales[1].

• El ritmo de perfusión continua en yeyuno y duodeno debe ser progresivo. Existen distintas pautas de inicio dependiendo fundamentalmente del estado del paciente, del funcionamiento del tracto digestivo y del lugar de colocación de la sonda. Tras calcular la cantidad de volumen total a infundir en el día se puede iniciar administrando el primer día el 50% del total, el 75% el segundo y el 100% el tercero., aunque es recomendable en pacientes graves que el 100% de la dieta se alcance el segundo día. En definitiva, se debe ir aumentando la dieta de manera progresiva de manera que el total del requerimiento nutricional se cubra en torno a 2-3 días[1,4].

3.1.5. COMPLICACIONES.

Podemos clasificar las complicaciones de la nutrición enteral en cuatro grupos, gastrointestinales, mecánicas, metabólicas y respiratorias, de las cuales las complicaciones gastrointestinales son las más frecuentes.

• Gastrointestinales.

Son las más frecuentes. En torno a un 30-50% de las complicaciones son de este tipo, aunque en la mayoría de los casos no implicaría la suspensión de la nutrición [1,5].

— Aumento del residuo gástrico.

Podría definirse como la presencia de un volumen superior a 200 ml obtenido tras la valoración del contenido gástrico. Debe ser valorado de forma periódica cada 6 u 8 horas, coincidiendo con las tomas, los primeros dos días de la instauración de la nutrición enteral y posteriormente cada 24 horas. Es la complicación más frecuente cuando se administra nutrición a estómago dado a la gran cantidad de factores que influyen en el vaciamiento gástrico (posición corporal, distensión gástrica, consistencia y temperatura de la dieta, secreción gástrica…)[5.]

La primera medida a tomar cuando existe retención gástrica sería la suspensión temporal de la dieta durante unas 6 horas, previniendo así la broncoaspiración. Si persistiera el problema lo trataríamos con fármacos procinéticos y la instauración de forma lenta.

— Diarreas.

Lo primero que debemos tener en cuenta es la valoración y control de las posibles causas y factores relacionados, valorando si la dieta es la causante de los síntomas o existen otras posibles causas. El manejo de la diarrea en pacientes con nutrición enteral permite la resolución y el mantenimiento de la nutrición en la mayoría de los casos *(Véase Anexo 2)*[1].

— Estreñimiento.

Se puede definir el estreñimiento como la ausencia de deposiciones en periodos superiores a 5 días, siempre teniendo en cuenta el ritmo deposicional del paciente. Esta complicación se relaciona normalmente por la falta de fibra o de residuos en la mayoría de las dietas. También puede deberse a la escasa ingesta de líquido, que puede solucionarse aumentando el aporte oral o de manera intravenosa. Es habitual el uso de laxantes y de enemas de limpieza[1,5].

— Vómitos, regurgitación y distensión abdominal.

La administración por SNG de grandes volúmenes y a velocidades excesivas puede provocar este tipo de complicaciones. La primera medida será la suspensión temporal de la dieta y la valoración de las posibles causa para su corrección.

• Mecánicas.

Todas se relacionan con el tipo de sonda y la posición. Algunas de estas complicaciones son las lesiones nasales, esofágicas y de la pared abdominal por ostomías, la autorretirada o desplazamiento de la sonda o la infección de los senos paranasales.

Una de las más frecuentes es la obstrucción de la sonda. Para evitar este tipo de complicación se realizarán lavados con 20-40 ml de agua. La frecuencia dependerá de la forma de administración, en caso de infusión continua se realizara cada 4-6 horas y si se realiza por bolos se hará antes y después de cada uno[3, 4].

- Metabólicas.

A veces se producen desequilibrios hidroelectrolíticos. La nutrición enteral puede producir deshidratación hipertónica, diuresis osmótica, hipo/hiperglucemia, hipo/hiperpotasemia, hipo/hipernatremia, hipo/hiperfosfatemia o hipercapnia[3, 4].

- Respiratorias.

La broncoaspiración es la complicación más peligrosa. Los pacientes que presentan un bajo nivel de conciencia y/o retención gástrica son los que tienen más riesgo de sufrir una broncoaspiración, así como en aquellos que tienen abolido el reflejo tusígeno y de deglución[4].

Para prevenir este riesgo podemos tener las siguientes consideraciones:

- Cabecera de la cama a 30-45°.
- Nutrición continua o intermitente en lugar de bolos rápidos.
- Controlar la retención gástrica.

- Medidas generales para prevenir posibles complicaciones.

- Comprobación periódica de la correcta colocación de la sonda, mediante control radiográfico preferiblemente.
- Revisión de las coanas nasales para así evitar lesiones, movilizando la sonda.
- Control glucémico.
- Prevenir interacciones farmacológicas con la nutrición.
- Vigilancia del ritmo de goteo y la tolerancia digestiva.
- Balance hídrico.
- Si se administra nutrición enteral a un paciente con una traqueotomía o intubado deberá mantenerse inflado el globo del tubo durante la administración de la dieta y hasta dos horas después.

3.2. NUTRICIÓN PARENTERAL.

Definimos la nutrición parenteral como el aporte de nutrientes por vía intravenosa. El objetivo de este tipo de nutrición consiste en, al igual que en la nutrición enteral, mantener un adecuado estado nutricional, así mismo permite que el sistema digestivo descanse, en aquellos pacientes en los que sea su indicación[1.]

3.2.1. INDICACIONES.

Una buena manera de resumir el paciente candidato a nutrición parenteral puede ser todo aquel que "no pueda, no deba o no quiera" alimentarse de manera oral o a través de una sonda digestiva[5].

Estos son los criterios de inclusión para el uso de nutrición parenteral:

- Pacientes con un buen estado nutricional que deben permanecer en ayunas al menos siete días.
- Pacientes que presentan un estado hipercatabólico, como por ejemplo quemados, politraumatizados, cirugía mayor o sepsis.
- Pacientes con enfermedad crónica que presenten una agudización de la misma (enfermedades renales, insuficiencia hepática, diabetes…).
- Pacientes con desnutrición que no quieren o no pueden utilizar la vía digestiva, como es en el caso de neoplasias digestivas o inmunodeprimidos.

En cuanto a las contraindicaciones, no recurriremos a la nutrición parenteral en pacientes que posean un aparato digestivo normofuncionante y tengan las necesidades nutricionales cubiertas, bien por la dieta oral o por la enteral[5.]

3.2.2. TIPOS DE NUTRICIÓN PARENTERAL.

- Nutrición parenteral total. Es el método de administración de elección. Aporta al paciente todos los nutrientes necesarios para mantener por sí misma un buen nivel nutricional. Solo puede administrarse a través de una vía central por su alta osmolaridad[1].

- Nutrición parenteral periférica. No suele cubrir los requerimientos nutricionales del paciente. Se administra a través de un acceso venoso periférico, ya que tiene una osmolaridad menor. No debe utilizarse más de 10-15 días, a no ser que se utilice de manera conjunta con nutrición enteral o aportación oral. Las ventajas que posee este tipo de nutrición frente a la parenteral total es que evita la colocación de una vía central, facilita los cuidados de enfermería y se puede utilizar de manera inmediata[1].

3.2.3. COMPLICACIONES.

Podemos clasificar las complicaciones de la nutrición parenteral en tres tipos, mecánicas, metabólicas y sépticas.

- Mecánicas:

    - Debidas a la colocación del catéter: malposición intravenosa, trayectorias aberrantes, trombosis, tromboflebitis, obstrucción del catéter, alteraciones de la coagulación.
    - Debidas a la punción: Neumotórax, punción arterial, rotura venosa/arterial, embolia aérea, lesión linfática.
    - Debidas al catéter: por malposición del mismo, dificultad de paso, poca flexibilidad del catéter, errónea elección del mismo[1, 4].

- Metabólicas:

Se relacionan con la duración de la nutrición parenteral, la administración de volúmenes y composición adecuados a las necesidades del paciente y los diferentes nutrientes utilizados.

    - Cálculo erróneo de la formula a utilizar, puede que ésta no se adecue a los requerimientos del paciente.
    - Intolerancia a la glucosa. Causará hiperglucemias y precisará la administración de insulina en perfusión continua.
    - Hipoglucemias de rebote por una retirada brusca de la nutrición parenteral, debiéndose retirar de manera paulatina en unas 48 horas.
    - Insuficiencia respiratoria aguda al infundir una dosis elevada de glucosa.
    - Reacciones alérgicas.
    - Complicaciones hepáticas y renales.
    - Alteraciones hidroelectrolíticas[1, 4].

- Sépticas:

Son las complicaciones más frecuentes y graves. Consideraremos que el foco de infección proviene del catéter venoso cuando los cultivos de sangre y del catéter son positivos para el mismo germen y mejora o se resuelve totalmente al retirarlo. El origen de la infección puede provenir de cualquier punto de la cadena de infusión (nutrición, sistema de infusión, piel pericatéter o catéter). La infección puede ser producida por las siguientes causas:

– Preparación de la mezcla de manera no estéril.

– Manipulaciones del sistema y catéter en condiciones no estériles.

– Mala higiene de la piel, de la vía de acceso o del sistema.

– No realización de curas y cambios del sistema[1, 4].

4 DIAGNÓSTICO

En este apartado se tratarán los diagnósticos enfermeros más afines y que guardan correspondencia con la necesidad de nutrición. Con ellos pretendemos acercar la necesidad de nutrición postulada por Virginia Henderson a la mejor de la práctica diaria asistencial. En esta línea contemplamos el dominio 2 (nutrición), dominio 3 (eliminación), dominio 4 (actividad/reposo), y dominio 11 (seguridad/protección)[6,7].

4.1. DOMINIO 2 NUTRICIÓN.

- Ingestión.

    – Deterioro de la deglución (00103).

Definición: Funcionamiento anormal del mecanismo de la deglución asociado con déficit de la estructura o función oral, faríngea o esofágica.

    – Desequilibrio nutricional ingesta inferior a las necesidades (00002).

Definición: Ingesta de nutrientes insuficiente para satisfacer las necesidades metabólicas.

    – Desequilibrio nutricional ingesta superior a las necesidades (00001).

Definición: Aporte de nutrientes que excede las necesidades metabólicas.

Contemplamos los diagnósticos de esta categoría debido a que la alimentación puede verse afectada en cualquier momento del ciclo de vida de la persona en la que es necesario aplicar medidas mediante técnicas y dispositivos terapéuticos con la finalidad de la ayuda a la recuperación de esta necesidad y a solventar temporalmente el problema de base existente.

- Metabolismo.

 – Riesgo de nivel de glucemia inestable (00179).

Definición: Riesgo de variación de los límites normales de los niveles de glucosa/azúcar en sangre.

Contemplamos el diagnóstico de esta categoría debido a que no solamente es necesario solventar el problema de base existente mediante la aplicación de dispositivos, sino que se debe controlar y prevenir una glucemia alterada proveniente de la enfermedad y estado de salud del paciente, por lo que se hace necesario llevar un seguimiento y la aplicación de insulinoterapia en caso de que los niveles se encuentren elevados con la finalidad de apaciguar esta necesidad.

- Hidratación.

 – Riesgo de desequilibrio de volumen de líquidos (00025).

Definición: Riesgo de sufrir una disminución, aumento o cambio rápido de un espacio a otro de los líquidos intravasculares, intersticiales y/o intracelulares. Se refiere a la pérdida o aumento de líquidos corporales o ambos.

 – Déficit de volumen de líquidos (00027).

Definición: Disminución del líquido intravascular, intersticial y/o intracelular. Se refiere a la deshidratación o pérdida sólo de agua, sin cambio en el nivel de sodio.

 – Exceso de volumen de líquidos (00026).

Definición: Aumento de la retención de líquidos isotónicos.

 – Riesgo de desequilibrio electrolítico (00195).

Definición: Riesgo de cambio en el nivel de electrólitos séricos que puede comprometer la salud.

Contemplamos los diagnósticos de esta categoría debido a que la hidratación y correcto volumen de líquidos y electrolitos es una parte fundamental de la alimentación, para que se vea correctamente satisfecha esta necesidad. Para ello se aplicarán medidas y protocolos para la administración tanto de nutrición como medicación y manejo de la bomba de infusión.

4.2. DOMINIO 3 ELIMINACIÓN.

- Función gastrointestinal.

    − Riesgo de estreñimiento (00015).

Definición: Riesgo de sufrir una disminución de la frecuencia normal de defecación acompañado de eliminación difícil o incompleta de las heces y/o eliminación de heces excesivamente duras y secas.

Contemplamos los diagnósticos de esta categoría debido a que según la alimentación que se lleve y técnicas de nutrición pueden aparecer complicaciones y riesgos asociados a la eliminación, como es el estreñimiento, por lo que se aplicarán recomendaciones del seguimiento de una dieta equilibrada, así como adaptadas a situaciones específicas.

4.3. DOMINIO 4 ACTIVIDAD/REPOSO.

- Autocuidado.

    − Déficit de autocuidado: alimentación (00102).

Definición: Deterioro de la habilidad para realizar o completar las actividades de autoalimentación.

Contemplamos el diagnóstico de esta categoría debido a que la necesidad de alimentación puede verse afectada en cualquier momento del ciclo de vida de la persona, en la que ésta necesita una ayuda específica para solventar su alimentación y garantizar un correcto aporte en términos nutricionales y energéticos para poder realizar todas las actividades internas y externas del organismo.

4.4. DOMINIO 11 SEGURIDAD/PROTECCIÓN.

- Lesión física.

    − Deterioro de la mucosa oral (00045).

Definición: Alteración de los labios y/o tejidos blandos de la cavidad oral.

— Riesgo de aspiración (00039).

Definición: Riesgo de que penetren en el árbol traqueobronquial las secreciones gastrointestinales, orofaríngeas, o sólidos y líquidos.

— Limpieza inefectiva de las vías aéreas (00031).

Definición: Incapacidad para eliminar las secreciones u obstrucciones del tracto respiratorio para mantener las vías aéreas permeables.

- Peligros ambientales.

— Riesgo de intoxicación (00037).

Definición: Aumento del riesgo de exposición o ingestión accidental de sustancias o productos peligrosos en dosis suficiente para originar una intoxicación.

Contemplamos los diagnósticos de esta categoría debido a que las maniobras y técnicas digestivas no están exentas de riesgos, es necesario aplicar medidas de prevención en los procedimientos y cuidados específicos para solventar esta necesidad.

5 DISPOSITIVOS

5.1. DISPOSITIVOS NO INVASIVOS. SONDAS GASTROINTESTINALES.

El sondaje gastrointestinal consiste en la introducción de una sonda a través de la nariz o la boca hasta el estómago o intestino, con fines terapéuticos y/o diagnósticos. Las finalidades, concretamente, son las siguientes[8, 9, 1]:

- Administrar nutrición enteral.
- Aspirar el contenido gástrico o intestinal.
- Realizar lavados gástricos.
- Administración de medicación.
- Extracción de muestras de contenido gástrico o intestinal.
- Tratamiento de hemorragias digestivas altas.
- Evitar broncoaspiración en pacientes con bajo nivel de conciencia.

5.1.1. SONDA DE SALEM:

- Sonda gástrica de doble vía. Es el tipo de sonda más utilizada.
- Está fabricada con PVC, material atóxico, apirógeno, termosensible y ligeramente siliconado, favoreciendo la inserción de la misma.
- Cumple dos funciones: irrigación y succión/succión intermitente.
- Por una de las vías se realiza la succión y aspiración y la otra sirve como respiradero, para romper el vacío que se genera al aspirar el contenido gástrico e impedir así que se adhiera a la mucosa gástrica.
- Presenta marcas por toda la extensión de la sonda, desde 27 cm hasta 74 cm para comprobar la profundidad de introducción.
- Con línea RX en toda su longitud.
- Material estéril.

- Longitud de 120 cm.
- Calibre desde CH-5 hasta el CH-20.

Para una información más amplia *(Véase anexo 3)*[9].

5.1.2. SONDA DE LEVIN.

- Es una sonda de una sola luz, constituida por caucho duro, tiene la punta cerrada y cuatro orificios laterales cerca de la punta.
- La principal función de esta sonda es la aspiración del contenido gástrico y la descompresión de la cavidad gástrica, principalmente en el post-operatorio de la cirugía gastrointestinal.
- El material de la sonda de Levin es poco biocompatible, por lo que la probabilidad de desarrollar lesiones por decúbito a cualquier nivel es elevada. El calibre de la sonda es grueso y la sonda se endurece con el calor corporal y las secreciones gástricas, incrementando el riesgo de que aparezcan lesiones. Por todo esto la sonda debe cambiarse cada 7-10 días. No están indicadas para la administración de nutrición enteral.
- Presenta marcas desde 27 cm hasta 74 cm del orificio distal, al igual que en la sonda de Salem.
- Conector con código de color para identificar rápidamente el calibre de la sonda.
- Calibre desde el CH-5 hasta el CH-20.
- Longitud de 100 cm o hasta 120 cm.
- Disponible con o sin línea RX.
- Material estéril.

Para una información más amplia *(Véase anexo 4)*[9].

5.1.3. SONDA DE FAUCHER.

- Es la sonda indicada para realizar un lavado gástrico.
- Presenta la punta abierta y con múltiples orificios con el fin de poder incluso restos sólidos.
- Presenta marcas desde 27 cm hasta 74 cm del orificio distal.
- Calibre desde el CH-14 hasta el CH-36.
- Longitud de 150 cm.
- Material estéril[8].

Para una información más amplia *(Véase anexo 5)*[9].

5.1.4. SONDA DE MOSS.

- Sonda de tres luces.
- Contiene un globo que queda alojado en el píloro y dos luces, una queda en el estómago y sirve para aspirar el contenido gástrico y la

otra queda alojada en el duodeno, a través de ella se puede administrar la alimentación o medicación[9].

5.1.5. SONDA DE SENGSTAKEN-BLAKEMORE.

- Está indicada para el control de hemorragia digestiva alta.
- Es una sonda de tres luces, una luz para el lavado gástrico y las otras dos están comunicadas con el balón gástrico y el esofágico. Existen sondas con una tercera luz indicada para la aspiración del contenido esofágico.
- La finalidad de los balones gástrico y esofágico es comprimir la zona sangrante y controlar así la hemorragia[1].

Para una información más amplia *(Véase anexo 6)[10]*.

5.1.6. SONDA DE EWALD.

- Está indicada para la realización de lavados gástricos en pacientes con intoxicación exógena.
- Puede ser de una o dos luces.
- Es una sonda gruesa que permite la aspiración de mayor contenido gástrico, de uso en adultos. Su calibre va desde 28 Fr a 40 Fr.
- Es recomendable el aislamiento previo de la vía aérea para prevenir la broncoaspiración[9].

5.2. DISPOSITIVOS INVASIVOS. SONDAS EN LA GASTROSTOMÍA PERCUTÁNEA ENDOSCÓPICA (PEG).

Es un tubo de silicona que se introduce a través de un orificio, estoma, practicado en la pared abdominal que comunica directamente con el estómago[1,10].

5.2.1. VENTAJAS FRENTE A LAS SNG.

- Mejora la imagen corporal y por tanto la calidad de vida del paciente.
- No requiere taponar las fosas nasales.
- Menor probabilidad de extracción involuntaria.
- Disminución del riesgo de lesiones por decúbito en el sistema digestivo.
- Se permite la ingesta oral de alimentos[1].

5.2.2. TIPOS DE SONDAS PEG.

- Sonda campana.
    - Material de silicona.
    - Consta de un anillo de retención externo y de una

campana interna de retención colapsable.

- Presenta dos puertos para diferentes utilidades. Un puerto para la alimentación continua o por bolo y otro puerto para la administración de medicación.
- Este tipo de sonda suele ser la que se coloca en primer lugar.
- El primer cambio se realiza a los 6 meses tras su implantación.

Para una información más amplia *(Véase anexo 7)*[8].

- Sonda Globo.
  - Material de silicona.
  - Consta de un anillo de retención externo y de un balón para la retención interna.
  - Presenta una punta distal hendida a los volúmenes de llenado recomendados.
  - Un puerto de salida dual y un puerto de conector para la alimentación universal.
  - Banda radiopaca.
  - Ésta es la que se utilizará posteriormente, tras el cambio de la primera sonda.
  - Los cambios se realizan con una regularidad de 3 meses.
  - El globo se vacía únicamente para proceder a su retirada rápida y colocación de la siguiente.

Para una información más amplia *(Véase anexo 8)*[8].

6 TÉCNICAS

6.1. INSERCIÓN DE SONDAS OROGÁSTRICAS Y NASOGÁSTRICAS.

El sondaje gastrointestinal consiste en la inserción de una sonda a través de la nariz o de la boca hasta el estómago o el intestino. Las indicaciones de esta técnica serían las siguientes[1,11,12]:

- Instilar líquidos (alimentación enteral, liquido de lavado o carbón vegetal activado),
- Introducir fármacos en el tubo digestivo.
- Descomprimir el estómago por medio de la eliminación de aire o de contenido gástrico.
- Extraer muestras de contenido gástrico o intestinal para facilitar el diagnóstico clínico.
- Comprimir los vasos sanguíneos de esófago y estomago evitando temporalmente las hemorragias digestivas altas.
- Evitar la broncoaspiración en pacientes con bajo nivel consciencia.

6.1.1. PROCEDIMIENTO.

- Lavado higiénico de manos.
- Informar al paciente de la técnica que se va a realizar.
- Colocar al paciente en posición de fowler o sedestación si está consciente y en decúbito lateral izquierdo si está inconsciente u obnubilado.
- Retirar prótesis dentarias si las hubiera y pedir al paciente que se suene para limpiar las fosas nasales.
- Comprobar la permeabilidad de las fosas nasales taponando primero una de ellas y después la otra.

- Medir la longitud de la sonda a introducir:
    - Situar la parte distal en el borde del orificio nasal.
    - Medir desde la el borde nasal al lóbulo de la oreja y de este al punto intermedio entre la apófisis xifoides y el ombligo.
    - Si la sonda es en duodeno o en yeyuno se ha de añadir entre 20 y 30 cm más.
- Situarse a la derecha del paciente si es diestro y a la izquierda si es zurdo.
- Lubricar la punta de la sonda.
- Introducir la sonda deslizándola por el suelo de la nariz y dirigiéndola hacia abajo y hacia atrás en dirección a la faringe, con la cabeza del paciente flexionada hacia delante.
- Se puede notar un poco de resistencia al introducir la sonda. En este caso ejerceremos una ligera presión suave o rotando la sonda sin forzar. Si aun así existe dificultad sacaremos la sonda y la introduciremos por la otra zona nasal.
- Introducir la sonda mientras el paciente traga, de forma simulada o bebiendo una pequeña cantidad de líquido, hasta alcanzar el nivel que comprobamos anteriormente.
- Si el paciente presenta síntomas tales como tos, sofocos o cianosis retiraremos la sonda rápidamente.
- Si la colocación es orogástrica:
    - En un paciente no colaborador colocaremos una cánula orofaríngea antes de introducir la sonda para evitar que la muerda.
    - Lubricar la punta de la sonda y pasarla a través de los labios sobre la lengua, apuntando hacia abajo y hacia atrás, hacia la faringe y con la cabeza del paciente flexionada hacia delante.
    - Introducir la sonda con el movimiento de deglución del paciente hasta alcanzar el nivel comprobado[11,12].

- Revisar la correcta situación de la sonda:
    - Mediante radiografía de tórax.
    - Aspirar contenido gástrico con una jeringa.
    - Colocar un fonendoscopio sobre el estómago del paciente al mismo tiempo que se introduce 20-30 ml de aire a través de la sonda. Si la sonda está en estómago se percibe un gorgoteo de aire.
- Fijar la sonda en la nariz del paciente evitando colocar esparadrapo en la frente ya que añade una presión excesiva sobre las fosas

nasales y da lugar a ulceración de los tejidos.

- Fijar el extremo de la sonda al hombro del paciente[12].

6.1.2. COMPLICACIONES.

- Pulmonares:
  - Hipoxia, cianosis o parada respiratoria a causa de intubación inadvertida en tráquea.
  - Aspiración de contenido gástrico por malposición de la sonda.
  - Neumonía secundaria a broncoaspiración.
- Lesión de la médula espinal a causa de movimientos en pacientes con lesión cervical.
- Lesión intracraneal, si se coloca la sonda por nariz en pacientes con fracturas en la base del cráneo.
- Estomatitis, esofagitis, irritación nasal, erosión cutánea, rinorrea, fistula esofagotraqueal, ulceración gástrica o infecciones pulmonares y orales por colocación prolongada de la sonda.
- Parálisis faríngea, de las cuerdas vocales y rotura de varices esofágicas[1,11].

6.1.3. OBSERVACIONES.

- En los casos en los que se presente traumatismo craneoencefálico, lesión maxilofacial o fractura de la fosa anterior del cráneo está contraindicada la inserción de la sonda vía nasal, debido al riesgo de perforación involuntaria del cerebro. En este caso estaría indicada la vía orogástrica.
- En un paciente con una lesión cervical potencial se deben extremar las precauciones a la hora de insertar la sonda, se debe realizar una inmovilización manual de la cabeza del paciente durante todo el procedimiento.
- Si el paciente presenta varices esofágicas existe el riesgo de rotura y hemorragia digestiva alta al introducir la sonda.
- Se debe emplear la sonda de menor calibre posible, ya que producen menos estrés en el esfínter esofágico.
- En lactantes se debe utilizar la vía orogástrica ya que respiran por la nariz[12].

6.2. ADMINISTRACIÓN DE DIETA ENTERAL.

Como ya mencionamos en el capítulo 3, la administración de nutrición enteral está indicada para alimentar al paciente mediante una sonda nasogástrica y para mantener un correcto estado de nutrición[1,11,12,15].

6.2.1. ANTES DE ADMINISTRAR.

- Verificar la presencia de peristaltismo.
- Comprobar la colocación de la sonda.
- Antes de cada toma aspiraremos y valoraremos la cantidad de residuo gástrico. Si presentase un residuo de <100 cc administraremos con normalidad la cantidad prescrita. Si el residuo gástrico es >100 cc esperaremos 1h y volveremos a valorar[11,13].

6.2.2. PROCEDIMIENTO.

- Introducir dentro de la bolsa de alimentación la cantidad de preparado pautado.
- Cerrar la bolsa con el equipo de perfusión y purgarlo.
- Si se administra por bomba de perfusión colgar la bolsa, conectarla a la bomba y purgar el sistema. Fijar en la bomba la velocidad de administración.
- Colocar al paciente en posición de fowler alta.
- Pinzar el extremo de la sonda nasogástrica, retirar el tapón y conectarlo al equipo de infusión.
- Iniciar la administración y comprobar periódicamente el funcionamiento del sistema.
- Comprobar cada 4-8h que el paciente tolera la dieta.
- Cuando finalice la administración de la dieta limpiar la sonda con la administración de agua con una jeringa.
- Tapar la sonda.
- Dejar al paciente en posición de fowler o decúbito lateral derecho con el cabecero elevado 30° durante 30 minutos después de finalizar la dieta[1,13].

6.2.3. OBSERVACIONES.

- Antes de administrar comprobar la fecha de caducidad, fecha de apertura del envase y si se ha conservado en el frigorífico una vez abierto.
- Mantener la mucosa oral limpia e hidratada para evitar lesiones.
- Cambiar la fijación de la sonda cada 24h, cambiando el punto de apoyo para evitar lesiones por decúbito.
- El preparado de la dieta debe administrarse a temperatura ambiente y así evitaremos complicaciones digestivas.
- Al principio se debe administrar la dieta por bomba para mantener una velocidad estable y evitar diarreas, hasta comprobar que el paciente tolera la dieta y se pueda perfundir en caída libre[10,13].

6.3. ADMINISTRACIÓN DE NUTRICIÓN PARENTERAL.

La nutrición parenteral está indicada en los casos en los que es imposible administrar la nutrición a través del sistema digestivo[1,11,12,14].

6.3.1. ANTES DE ADMINISTRAR.

- Comprobar la correcta colocación del catéter.
- Comprobar la etiqueta de la nutrición. Se debe comprobar la fecha de caducidad y que se administra al paciente correcto, por la vía correcta.
- Extremar las precauciones de higiene en la administración, ya que la nutrición parenteral tiene una alta probabilidad de crecimiento bacteriano en caso de contaminación microbiológica.
- La nutrición debe haberse conservado en la nevera y sacarla 30-60 minutos antes de su colocación para mejorar su tolerancia[14].

6.3.2. PROCEDIMIENTO.

- Abrir la bolsa exterior de la nutrición.
- Conectar el sistema de infusión a la bolsa de nutrición.
- Colgar la bolsa y purgar el sistema de infusión.
- Aplicar antiséptico en el conector del catéter.
- Conectar el sistema al catéter. Si se trata de una vía periférica la nutrición debe ir exclusivamente por ella. En el caso de que se trate de un catéter central, si es de dos luces la nutrición se administrará por la luz proximal exclusivamente y si es de tres se colocará en la luz medial exclusivamente.
- Programar la velocidad de la bomba según se indique en la bolsa.
- Poner en marcha la bomba[1].

6.3.3. OBSERVACIONES.

- Las nutriciones parenterales tricamerales se podrán conservar a temperatura ambiente en su embalaje. Los componentes deberán mezclarse en el momento de su administración. La estabilidad de la mezcla dura 24h a temperatura ambiente.
- La nutrición a temperatura ambiente debe administrarse en un plazo de 24h y descartarse lo que no se haya administrado.
- El cambio de sistemas de infusión se hará cada 24 h.
- No se deben añadir medicamentos ni aditivos a las bolsas de nutrición.
- Utilizar una sola luz para la administración de la nutrición. No poner medicación ni sueros en "Y" ni utilizar llaves de tres pasos por el elevado riesgo de incompatibilidad.

- No realizar extracción de muestras sanguíneas por la luz de la nutrición.
- Cuando la luz del catéter se utiliza de forma intermitente debemos asegurarnos de la permeabilidad de la vía, comprobando que refluye y lavando posteriormente con 10 cc de suero fisiológico previo a la administración de la nutrición.
- Nunca acelerar ni enlentecer la velocidad de la perfusión más de un 10% ya que podemos ocasionar hiperglucemias o diuresis hiperosmolar en el caso de acelerarla e hipoglucemias en el caso de enlentecerla.
- En el caso de administración cíclica, si aparece hiperglucemia al inicio o hipoglucemia tras la retirada de la nutrición, aumentar la duración del periodo de aumento-disminución del ritmo de infusión o prolongar la duración de la administración.
- En el caso de que la nutrición terminara antes del horario previsto poner glucosa al 10% al mismo ritmo de infusión para evitar la hipoglucemia y avisar al médico[14].

6.4. LAVADO GÁSTRICO PARA LA ELIMINACIÓN DE SUSTANCIAS TÓXICAS.

El lavado gástrico está indicado para la eliminación de sustancias toxicas ingeridas por vía oral de pacientes que han tomado una cantidad potencialmente mortal 60 minutos antes del procedimiento[1,11,15].

6.4.1. CONTRAINDICACIONES Y PRECAUCIONES.

- El lavado gástrico puede arrastrar las sustancias toxicas hasta el duodeno en lugar de retirarlos.
- Está totalmente contraindicada si la ingestión es de cáusticos, por el alto riesgo de perforación esofágica.
- Igualmente estará contraindicada en casos de ingestión de objetos extraños, grandes o cortantes, o paquetes de droga.
- No se debe administrar carbón activado a menos que el paciente tenga una vía aérea intacta o protegida.
- En pacientes con un bajo nivel de conciencia o con el reflejo nauseoso abolido se debe proceder a una intubación orotraqueal previa que prevenga la aspiración[15].

6.4.2. PROCEDIMIENTO.

- Informar al paciente y procurar obtener su colaboración. Si no fuera posible lo sujetaríamos si está indicado.
- Monitorizar al paciente con pulxiosimetría y ECG.

- Intubar al paciente si está indicado.

- Colocar al paciente en decúbito lateral izquierdo con la cabeza inclinada unos 15° hacia abajo (posición de Trendelenburg) para realizar el sondaje. Esta posición favorece el vaciamiento gástrico, ayuda a prevenir la aspiración y disminuir el movimiento del contenido gástrico hacia el duodeno.

- Insertar la sonda nasogástrica de mayor calibre interior posible según el procedimiento de inserción explicado anteriormente.

- Aspirar los contenidos gástricos y retirar una muestra inicial para identificar las posibles sustancias toxicas.

- Introducir entre 150-200 ml de agua calentándolo previamente a 38°C. Si utilizamos mayor cantidad de líquido se pueden movilizar contenidos gástricos al duodeno. Calentar el líquido previene la hipotermia y puede aumentar la eficacia de evacuación.

- Volver a pinzar la sonda.

- Despinzar la sonda haciendo que el líquido drene por caída libre hacia una bolsa de drenaje. Si no retorna el líquido se ha de utilizar una jeringa de 60 ml para aspirar el contenido de manera suave a través de la sonda.

- Tener en cuenta que la cantidad aspirada debe ser igual a la instilada.

- Repetir esta acción hasta que el contenido salga claro o un máximo de 10 veces hasta un total de 3 litros de líquido. Si introducimos una cantidad mayor podemos provocar intoxicación hídrica.

- Completar el lavado si está indicado con la administración de carbón activado[12,15].

6.4.3. COMPLICACIONES.

- Intubación traqueal inadvertida. Se debe comprobar la correcta colocación de la sonda.

- Respiratorias: laringoespasmo, disminución de la saturación de oxigeno o neumonía por aspiración.

- Cardíacas: bradicardia sinusal, elevación del segmento ST en el ECG.

- Diarrea.

- Perforación o laceración esofágica o gástrica.

- Hipotermia, especialmente en niños.

- Desequilibrio hidroelectrolítico en caso de emplearse grandes cantidades de soluciones isotónicas.

- Vómitos, que pueden provocar aspiración pulmonar si la vía aérea no está protegida[11,15].

6.5. LAVADO GÁSTRICO POR HEMORRAGIA GASTROINTESTINAL.

Las utilidades del lavado gástrico por hemorragia gastrointestinal son las siguientes.

- Detener una hemorragia digestiva alta agua, si no se disponen de otras intervenciones de manera inmediata.
- Identificar el lugar del sangrado.
- Evacuación de coágulos[1,12].

6.5.1. PROCEDIMIENTO.

- Monitorizar al paciente y evaluar las constantes vitales cada 5-10 minutos.
- Proteger la vía aérea de una posible aspiración. Si está indicado se realizara una intubación orotraqueal.
- Colocar sonda nasogástrica según el procedimiento explicado anteriormente.
- Colocar al paciente en decúbito lateral izquierdo o en posición de semi-fowler.
- Preparar el equipo de aspiración.
- Con una jeringa de 60 ml o con un equipo de lavado preensamblado infundir de manera lenta unos 200-300 ml de agua o solución salina a temperatura ambiente.
- Aspirar o drenar el contenido del estómago y desecharla en un recipiente.
- Repetir hasta que cese la hemorragia activa o hasta que se pueda realizar una endoscopia.
- Registrar los volúmenes de irrigación y aspirado y valorar aspectos del contenido evacuado (sangre roja, posos de café…)[1].

6.5.2. CONTRAINDICACIONES Y PRECAUCIONES.

- La irrigación puede desprender el coagulo de un vaso sangrante y causar una hemorragia mayor.
- Existe controversia en cuanto a la temperatura de la solución, pero se ha demostrado que las soluciones a temperatura ambiente son efectivas en la depuración del estómago y que favorecen la hemostasis[1].

6.5.3. COMPLICACIONES.

- Perforación de varices esofágicas.
- Desgarro de Mallory-Weiss como consecuencia de los vómitos

repetidos, del aumento brusco de la presión intraabdominal o de la inserción agresiva de una sonda de lavado.

- Broncoaspiración por tener la vía aérea desprotegida.
- Hipotermia grave si el lavado es prolongado o si se emplea gran cantidad de irrigante frio[1,12].

6.6. ADMINISTRACIÓN DE MEDICAMENTOS.

La administración de medicamentos por sonda de alimentación enteral es una práctica habitual en el ámbito sanitario, y fundamental en la mayoría de los pacientes que reciben nutrición enteral debido a las enfermedades crónicas antecedentes en las que se hace necesario el tratamiento farmacológico a largo plazo, y en concreto, en la que por su situación no sea posible la administración oral, y por tanto se administra mediante la misma sonda al tracto digestivo.

Es fundamental una administración correcta, debido a que una inadecuada aplicación puede originar alteraciones tanto en la eficacia del tratamiento, soporte nutricional e incluso afectar a la seguridad del paciente[16].

El personal de enfermería es el encargado de la administración de medicación, y por ello, debe garantizar que la administración de medicamentos cumpla con los siguientes criterios de los 10 correctos[17]:

- Identificar la presencia de alergias.
- Medicamento correcto.
- Paciente correcto.
- Dosis correcta.
- Vía correcta.
- Hora correcta.
- Frecuencia correcta.
- Orientar y educar al paciente y familiar sobre el fármaco que se administra.
- Detectar reacciones farmacológicas.
- Realizar registros conforme lo normado.

- Material necesario.

El material para la administración de medicación a través de sonda consta de[18]:

- Vaso desechable e identificativo con la preparación del fármaco.
- Vaso de agua.
- Jeringa de tamaño grande (50 c.c.) con el conector adecuado según el tipo de sonda.
- Tapón de sonda.

- Guantes no estériles.
- Gasas no estériles.
- Fonendoscopio.

• Información al paciente/familia.

Es necesario informar tanto al paciente como a su familia sobre el procedimiento que se va a realizar, en este caso la administración de medicación mediante sonda, así como conseguir información sobre posibles alergias a fármacos y colocación del paciente en posición Fowler y/o elevar la cabecera de la cama a unos 30-45° para evitar posible reflujo gástrico y aspiración[18].

• Forma farmacéutica

Podemos encontrar distintas fórmulas farmacéuticas, por un lado, líquidas, las más manejables, y por otro lado, sólidas, las cuales a su vez pueden ser cápsulas duras, blandas, comprimidos y grageas.

• Preparación fórmula farmacéutica.

– Dispersión de comprimidos: Consiste en la dispersión y posterior disolución del principio activo en un disolvente líquido que se compone de agua estéril o mezcla hidroalcohólica. Es el método base para fármacos sólidos, excepto para cubiertas entéricas, fármacos poco solubles en agua, y en aquellos con un tiempo de disgregación mayor a 10 minutos. Los pasos a seguir según son los siguientes[16]:

  o Retirar el émbolo de una jeringa de 20 ml, e introducir en el interior la forma farmacéutica y cerrar.
  o Aspirar 15-20 ml de agua y agitar hasta disolver el comprimido, en unos 3-15 minutos.
  o Aspirar 5-10 ml de agua para arrastrar los restos en la jeringa y administrar nuevamente por la sonda.

– Trituración de comprimidos/grajeas: Los pasos a seguir son los siguientes[16]:

  o Triturar el comprimido, gragea o gránulos del interior de una cápsula dura, introducirlo en una jeringa sin el émbolo y cerrar.
  o Aspirar de 10 a 30 ml de agua, y posteriormente agitar

hasta disolución o suspensión.

- o Administrar por la sonda y posteriormente aspirar 5-10 ml de agua adicionales para lavar los restos y administrarlos por la sonda.

- Comprimidos efervescentes: Los pasos a seguir son los siguientes[16]:

  - o Disolver en ≥30 ml de agua y esperar hasta la finalización de la efervescencia.
  - o Cargar en una jeringa la disolución y administrar a través de la sonda.
  - o Lavar con 5-10 ml de agua y administrar por sonda.

- Cápsulas duras: Los pasos a seguir son los siguientes[16]:

  - o Abrir la cápsula con cuidado de no perder el producto. Si el contenido de la cápsula son microgránulos no triturarlos.
  - o Disolver el contenido en 10-20 ml de agua y administrar por sonda.
  - o Aspirar 5-10 ml de agua para lavar y administrar por sonda.

- Cápsulas blandas: Los pasos a seguir son los siguientes[16]:

  - o Comprobar que el contenido de la cápsula puede administrarse por sonda.
  - o Perforar la cápsula con la aguja de una jeringa y extraer cuanto contenido se pueda.
  - o Diluir el contenido en 10-30 ml de agua y administrar por sonda con cuidado de no obstruirla por su estado oleoso, y posteriormente aspirar 5-10 ml de agua para lavar y administrar por sonda.

- Citotóxicos o peligrosos: Los fármacos citotóxicos son peligrosos en su manipulación debido a que se forman aerosoles en su procesamiento y preparación, por ello es necesario seguir las siguientes recomendaciones[19]:

  - o Comprobar que el principio activo pueda administrarse por sonda.
  - o Valorar la sustitución de un fármaco citotóxico por

otro no peligroso (dejarlo para última estancia).

- o Deberá utilizarse material de protección (bata, guantes, mascarilla) para la preparación, su manipulación y administración.
- o El fraccionamiento y machacado de comprimidos y apertura de cápsulas son los momentos de mayor riesgo de citotóxicos orales, por lo que deberá realizarse en un entorno controlado, aislado, fuera de corrientes de aire y dentro de una bolsa hermética.

- Técnica de administración.

Antes de administrar medicación, debemos realizar un correcto lavado de manos, colocación de guantes no estériles, así como comprobar el estado de la sonda[16,20,18].

- Verificar la localización y situación del extremo de la sonda.
- Verificar la permeabilidad antes de la administración del fármaco, administrando 30 ml de agua con una jeringa no inferior a 30 ml para evitar alta presión y posible ruptura de la sonda.

También es necesario relacionar el lugar donde actúa el fármaco con la localización del extremo distal de la sonda, con la finalidad de por ejemplo no administrar un medicamento que actúa en el estómago por sonda de yeyunostomía.

En caso de que por la sonda pasen fármacos y nutrición enteral, debe prestarse especial atención a las siguientes recomendaciones:

- No añadir el fármaco directamente a la bolsa de nutrición enteral (NE)[16].
- Comprobar compatibilidad y tolerancia fármaco/nutrición enteral. En caso de dudas, administrar medicación en ayunas 1-2 horas antes de la nutrición enteral[16].
- No administrar simultáneamente fármacos con nutrición enteral. En caso de que la nutrición enteral se administre en infusión continua ésta debe pararse 30 minutos antes de la administración del fármaco y posteriormente lavar la sonda con 50 ml de agua[20].

En caso de que el paciente reciba más de un fármaco a través de la sonda, debe prestarse especial atención a las siguientes recomendaciones:

- No deben administrarse varios fármacos al mismo tiempo[16].

- Utilizar distintas jeringas en cada administración con el fin de evitar interacciones.
- Administrar 10-30 ml de agua tras cada administración para lavar posibles restos de fármacos.
- Administrar en primer lugar las formas líquidas y posteriormente formas sólidas, siendo el orden de menor a mayor viscosidad para evitar obstrucciones de la sonda[16,20].

Por último, hay que lavar la sonda con 50 ml de agua para asegurar la totalidad del fármaco administrado y que no quede adherido a las paredes de la sonda, lo que podría originar riesgo de obstrucción. Posteriormente se cierra el orificio de entrada de medicación, o bien si la sonda está conectada a un sistema de aspiración se clampa, y se debe esperar 30 minutos hasta volverá conectar la nutrición enteral salvo contraindicaciones.

- • Posibles problemas.

Pueden surgir varios problemas al administrar fármacos por esta vía relacionados con la posibilidad de obturarse el tubo y de que se produzcan interacciones entre los medicamentos y nutrición enteral que afecten al perfil farmacocinético y acción farmacológica, así como provocar cambios físico-químicos en la nutrición. A continuación se muestran una serie de problemas derivados[20]:

- Disminución de la dosis del fármaco administrada.
- Alteración de las características farmacocinéticas.
- Disminución del efecto terapéutico.
- Aumento de los efectos adversos.
- Obstrucción de la sonda.
- Aparición de efectos secundarios intestinales.
- Suspensión del soporte nutricional.

Es importante destacar que los medicamentos con un Ph<3.5 o Ph>10 precipitan con la nutrición enteral y pueden obstruir la sonda[20].

Para una información más detallada sobre los fármacos más usados de la A a la C en administración por sonda, *(Véase Anexo 9)*[16].

7 CUIDADOS

En cuanto al cuidado de la necesidad de alimentación es muy importante no descuidar la cavidad oral y ventanas nasales puesto que son factores que influyen a la hora de la correcta y adecuada toma de alimentos. Por lo que a continuación se ofrecerán unas pautas:

7.1. CUIDADOS DE LA CAVIDAD ORAL Y LAS VENTANAS NASALES.

Es de suma importancia una adecuada higiene e hidratación de la cavidad oral aunque el aporte de alimento sea por sonda y no se produzca ninguna ingesta oral. Esta puede ser mediante un cepillado con pasta dental o bien con una gasa y colutorio/enjuague bucal sin alcohol, en caso de que no haya riesgo de aspiración y pueda ser expulsada adecuadamente la pasta dentífrica y posteriormente no enjugar con agua la boca. No hay que olvidar mantener los labios hidratados con cacao o vaselina pues ganaría en confort para el paciente y disminución del riesgo de enfermedades asociadas[21].

En cuanto a los cuidados e higiene de las ventanas nasales, es probable que se presenten costras las cuales hay que quitar con ayuda de torunda formada por gasa e impregnada en agua para reblandecerlas y también la hidratación de las fosas nasales por fuera no se debe olvidar[22].

7.2. PREVENCIÓN DE RIESGOS EN PROCEDIMIENTOS.

Como podemos ver, la necesidad de alimentación en ocasiones necesita ser cubierta mediante la aplicación de procedimientos y dispositivos, los cuales no están exentos de riesgos, en concreto los más comunes y que trataremos en este apartado son aquellos concernientes a la obstrucción de la sonda, aspiración, conservación de la fórmula de nutrición enteral, fugas del estoma, extracción involuntaria de la sonda y náuseas/vómitos[21]:

- Obstrucción de la sonda.

Para prevenirla obstrucción de la sonda, en primer lugar hay que fijarse en que la sonda tenga el calibre adecuado según el tramo del aparato digestivo al que esté destinada, de igual modo, en nutrición enteral deberá contemplarse algunas características como son la viscosidad e interacción con fármacos.

Como en los apartados anteriores podemos ver, es necesario lavar con 20-30ml de agua antes y después de la nutrición enteral intermitente y cada 4-6 horas en caso de nutrición continua, así como tras pasar medicación. De este modo limpiaremos aquel posible residuo terminal evitando la obstrucción de la sonda.

- Aspiración.

Para prevenir la aspiración del residuo de fórmula de nutrición enteral y/o medicación debe comprobarse la correcta colocación de la sonda previa a la administración, y vías de acceso, así como el calibre de la misma, comprobación del residuo gástrico y posición del paciente.

En caso necesario se modificará la colocación de la sonda y si el paciente no está adecuadamente colocado se elevará la cabecera de la cama >30° y se mantendrá incorporado después de la toma.

- Conservación de la fórmula de NE.

Las fórmulas de nutrición enteral pueden estar en forma de envase hermético de plástico (cambio cada 24 horas), en botella de vidrio (cambio cada 8 horas), o en polvo reconstituida en bolsa (cambio cada 4 horas).

Éstas deben ser almacenadas en un lugar oscuro, seco, limpio, a una temperatura entorno a unos 15-25°C evitando exposición directa de luz y temperaturas altas.

Es preferible utilizar productos listos para usar y de este modo evitar posibles errores y/o contaminación del producto de nutrición en el proceso de manipulación. Sin embargo, cuando se manipule debe realizarse de forma aséptica con agua estéril.

- Fugas alrededor del estoma.

Las fugas pueden producirse por diferentes aspectos como son por calibre de la sonda, fijación, desplazamiento, o incluso por ensanchamiento del orificio del estoma.

La actuación ante esta situación es adaptar el calibre, comprobar la presión del balón, e incluso cambiar la sonda o realizar una pequeña tracción para juntar las paredes, y por último cuidar la piel del estoma y perilesional.

- Extracción involuntaria de la sonda.

La extracción involuntaria de la sonda puede deberse por un lado a la aparición de náuseas y vómitos, en este caso actuamos mediante la valoración de un cambio de vía o fijación de la sonda, o incluso la sustitución por otra GEP. Por otro lado puede ser debida a que el paciente se encuentre desorientado y/o agitado y la actuación es la misma que la anterior, basada en la recolocación de la sonda.

- Náuseas y vómitos.

Son unas de las complicaciones gastrointestinales más frecuentes debidas a diferentes causas como son la falta de motilidad, mala colocación del globo en gastrostomías, excesiva velocidad de infusión, oclusión intestinal, o incluso debido a un excesivo residuo gástrico.

Para prevenir estas complicaciones es necesario comprobar que la sonda no se haya desplazado, así como enlentecer el ritmo de infusión tanto de la nutrición enteral como de la medicación, controlar el residuo gástrico y disminuir del aporte de lípidos, y elevar el cabecero de la cama en torno a 30-45°. En caso de que se produzcan náuseas y vómitos es necesario valorar tratamiento antiemético y fórmulas isotónicas.

7.3. DIETA EQUILIBRADA.

Una alimentación equilibrada es garantía de calidad y prevención de enfermedades como obesidad, hipertensión, diabetes, hipocolesterolemia, entre otras, la epidemia del siglo XXI.

Una alimentación sana es aquella que permite un equilibrio entre la ingesta energética y el gasto energético, que es el gasto a través del metabolismo basal, termogénesis y mediante la actividad física realizada.

Para una información más amplia respecto al reparto de nutrientes energéticos *(Véase Anexo 10)*[23].

La pirámide de la alimentación es una buena representación gráfica de las recomendaciones nutricionales para una alimentación saludable en su parte media podemos observar[24]:

- Alimentos que se deben tomar diariamente:
  - Se incluyen hidratos de carbono (HC) que se encuentran en alimentos como el pan, pasta, arroz, harinas, legumbres y patatas.
  - 3-4 veces al día frutas.
  - 2-3 veces al día verduras y hortalizas.
  - 2-3 veces al día lácteos semidesnatados o bajos en grasa.
  - 2-3 veces al día carnes blancas (pollo, pavo, conejo)
  - 1-3 veces al día alternando: Legumbres, huevos, frutos secos,

pescado.

- Alimentos que se deben tomar ocasionadamente:
    - Carnes rojas, procesados, embutidos.
    - Bollería, dulces, snacks, grasas.
    - Suplementos vitamínicos, minerales y funcionales tomarlos bajo prescripción médica.

Para una información gráfica de la pirámide alimenticia *(Véase Anexo 11)*[25].

En ocasiones debido a no seguir una dieta adecuada es posible que surja uno de los problemas más frecuentes, el estreñimiento por lo que se ofrecerán una serie de recomendaciones alimentarias y dietéticas para prevenirlo[26]:

- Es recomendable realizar un desayuno completo que incluya fibra soluble o insoluble, proteínas, líquidos, leche, agua y zumo.
- Los almuerzos deberán incluir de entrante ensalada, de primero platos con cremas, hervidos, potajes o legumbres, y de segundo pescado, carnes con verduras y fruta de postre.
- Las cenas deberán ser a una hora temprana, en el horario peninsular se aconseja antes de las 20:00 horas para no retrasar el vaciamiento del estómago y prevenir el reflujo gástrico así como el enlentecimiento del tránsito intestinal. Éste deberá ser similar al desayuno y evitar aquellas comidas copiosas y picantes/grasientas.
- Tomar a diario fibra tanto en forma de cereales integrales, como las contenidas en verduras, hortalizas, crucíferas, raíces y tubérculos, frutas, frutos secos, y en legumbres.
- Reducir las grasas de origen animal y margarinas.
- Carnes y pescados deberán prepararse a la plancha o hervidos.
- Aumentar la ingesta de líquidos (1/2 a 2/2 litros al día).
- Dedicar tiempo a la masticación de la comida (20-25 minutos).
- Evitar/abandonar los hábitos tóxicos.

Cuando el estreñimiento es secundario a la nutrición enteral puede deberse bien a falta de motilidad, actividad física, de hidratación o a la medicación, por lo que es necesario cambiar la fórmula utilizada por otra con más fibra, y aumentar los líquidos a administrar en caso de que no exista contraindicación, y en caso de que sea posible, instar al paciente a moverse por ejemplo caminar por la habitación, pasillo, etc[21].

7.4. AYUDA A LA ALIMENTACIÓN EN SITUACIONES ESPECÍFICAS.

A continuación se aclarará y ofrecerán consejos sobre el tipo de alimentación a seguir con la finalidad de mejorar el control en las diferentes patologías:

- Diabetes.

La nutrición es un pilar esencial en la diabetes, no existe una dieta específica sino seguir una alimentación equilibrada, variada y adaptada según las características individuales como la edad, actividad física, peso, estado fisiológico, cultura alimentaria, creencias religiosas y situación familiar o social, recursos económicos, y en base al tipo de insulinoterapia.

Se recomienda que se realice cinco comidas al día con la finalidad de evitar estados hipoglucémicos derivados de periodos prolongados entre las comidas. En las personas con diabetes tipo 1 es necesario cuantificar la cantidad de hidratos de carbono y su distribución diaria adaptándolos a la pauta de insulina para lograr un óptimo control glucémico y metabólico, ya que es el factor que más influye en la glucemia postprandial[27]. Para una información más detallada sobre los micro y macro nutrientes las cantidades que deben consumirse en la diabetes, *(Véase Anexo 12).*

Se pretende conseguir unos valores cercanos según Iglesias, Barutell, Artola & Serrano[28.] "Glucemia basal y preprandial 70-130mg/dl; Glucosa postprandial: Menos de 180 mg/dl, y A1C:.7%". El control glucémico es el primer objetivo para aquellas personas que padecen diabetes debido a la hiperglucemia que esta enfermedad causa. Por lo que en caso de que se siga un tratamiento insulínico (para diabetes tipo 1 y algunos casos como complemento para la diabetes tipo 2) es conveniente conocer el uso de la pluma de insulina para su posterior autoadministración.

- Hepatopatías.

En cuanto a la alimentación que deben seguir las personas que padecen hepatopatías es de suma importancia incorporar aquellos nutrientes que no obtienen en suficiente cantidad y que llevan a la pérdida de peso. Debe de identificarse qué tipo de enfermedad hepática tiene y en base a ello establecerse un plan de cuidados. Sin embargo guardan en común las siguientes recomendaciones alimenticias y nutricionales[29]:

- – Seguir la pirámide alimenticia y tomar de 4 a 6 raciones diarias.
- – Seguir una dieta baja en grasas (debido a la dificultad de digerir y absorberlas).
- – Controlar la cantidad de carbohidratos debido a que según el tipo de enfermedad hepática puede estar descompensado el nivel de

glucemia en sangre (elevado o deficiente).
– Eliminar el alcohol de la dieta.
– Disminuir el consumo de sodio.
– En caso de presentar inflamación según la enfermedad es conveniente consultar a su médico sobre la reducción de la ingesta de líquidos.

- Paciente renal.

Como en todas las patologías es necesario seguir una dieta saludable y equilibrada, sin embargo desde que se diagnostica insuficiencia renal es aconsejable conocer los alimentos que repercuten en su proceso de salud-enfermedad, por todo ello a continuación se ofrecen una serie de recomendaciones. Además, no olvidar que dependiendo de la situación renal, la dieta puede ser completamente contraria[30]:

– Es imprescindible reponer las proteínas que se pierden durante el tratamiento de diálisis. En pacientes con síndrome nefrótico se recomienda una ingesta entre 1,0-1,2g/Kg de peso cada día. Por otro lado, en pacientes dializados, la recomendación es de una ingesta comprendida entre 1.2-1,5g/Kg de peso cada día.
– En cuanto a las vitaminas, se pierden cierta cantidad de carácter hidrosoluble por lo que habrá que poder reponerlas mediante suplementos vitamínicos.
– El calcio (Ca) es difícilmente absorbido por un riñón dañado, por lo que se deberá ingerir vitamina D para facilitar su absorción.
– El sodio (Na) debido al riñón dañado este puede acumularse produciendo hinchazón, edema, aumento de la presión arterial e insuficiencia cardíaca, por lo que se recomienda una dieta pobre en sal (1.300-1.700mg al día).
– El potasio (K) se puede tomar en las cantidades recomendadas (1.800-2.000mg día), sin embargo, se puede eliminar de los alimentos en el remojo y doble cocción.
– Tomar P en las cantidades recomendadas sin exceso, para el fósforo (800-1.200mg), y para el calcio (1.400-1.600 mg).
– Para pacientes en tratamiento con diálisis debe disminuirse el aporte de agua, y en los que no se dializan debe disminuirse el aporte de proteínas.

Para una información más amplia sobre las características energéticas y proteicas de las dietas de los hospitales *(Véase Anexo 13)*[31].

- Hipertensión arterial.

Existen una serie de factores de riesgo asociados con la aparición de hipertensión arterial, y sobre los cuáles es necesario actuar para prevenir enfermedades subsecuentes, de las cuales la alimentación es uno de los puntos clave[32].

- Reducción del consumo de potasio, calcio y magnesio. Puesto que se ha demostrado una menor prevalencia de HTA.
- Reducir el consumo de alcohol. Existe relación entre el aumento de la presión arterial y el consumo de alcohol, con unas cifras de 30 g/día para hombres y de 15g/día en mujeres.
- Evitar alimentos procesados, grasas saturadas, elevado consumo de carnes y aumentar el consumo de fibra. Esto es debido a que enfermedades secundarias al consumo habitual de estos productos se reflejan en las alteraciones metabólicas como la diabetes, hipercolesterolemia y niveles altos de ácido úrico.

- Dislipemia.

El abordaje de la Dislipemia asienta sus bases en la implicación con el paciente de la gestión de su enfermedad, cambio de hábitos y estilo de vidas, donde el seguimiento de una alimentación equilibrada será una de las claves para el adecuado control de esta enfermedad. Las características básicas son las siguientes[33]:

- Alto consumo de cereales, frutas, verduras, frutos secos y legumbres.
- Principal fuente de grasa el aceite de oliva.
- Consumo moderado de leche y productos lácteos, pollo, pescado.
- Bajo consumo de carne.
- Consumo de grasas menor al 30% de las calorías de la dieta e ingesta limitada de alimentos ricos en colesterol (menos de 300 mg/día).

Para una información más amplia *(Véase Anexo 14)*[34].

- Hiperuricemia.

Desde tiempos remotos se ha asociado la uricemia y la gota con los excesos en el comer y beber. Sin embargo en la actualidad se han llegado a conocer que los factores dietéticos prestablecen la aparición de enfermedades como el aumento del ácido úrico, obesidad, enfermedades cardiovasculares y artritis. Por ello la adopción de prácticas saludables reducen la aparición de la hiperuricemia y enfermedades asociadas[35].

- Necesidad de reducir el peso en caso de sobrepeso.
- Limitar el consumo de bebidas alcohólicas, así como evitar cervezas y licores.
- Evitar refrescos y bebidas azucaradas y edulcoradas.
- Ingesta de pescado 3 días a la semana.
- Reducir la ingesta de carnes rojas.
- Aumentar la ingesta de leche desnatada y productos lácteos desnatados.
- Aumentar el consumo de las proteínas vegetales, verduras, legumbres y frutas.
- Evitar las transgresiones dietéticas agudas.
- Hidratación adecuada (2 l. de agua diarios).
- Evitar factores de riesgo cardiovascular (dieta sosa, no consumir alcohol, dietas bajas en purinas, entre otras).

- Enfermedades intestinales.

  - Gastritis aguda o crónica y úlceras estomacales.

Las consideraciones dietéticas son las mismas para la gastritis que para las úlceras, con la excepción que en la gastritis crónica debe tenerse especial cuidado con los alimentos muy grasos[36].

  o En primer lugar, no consumir los alimentos que puedan causar dolor, comer despacio, masticando bien la comida.
  o Evitar alimentos de carácter ácido como el tomate, frutas ácidas, zumos, caldos de carne, cereales, tejidos fibrosos, embutidos, marisco, pescado, té, café, alcohol, especies, chocolate y alimentos elaborados.
  o Se recomienda el consumo de leche y derivados desnatados y sin sal, así como todo tipo de carnes a las que se les quite la grasa y tejido fibroso, así como pescados blancos (evitando fritos y guisos muy elaborados).
  o Frutas, verduras se deben tomar hervidas y en puré.

o   Tomar fibra y agua.

– Estreñimiento.

Se considera estreñimiento cuando se defeca a un ritmo menor a 3 veces en semana con heces muy consistentes y esfuerzo. Por ello se recomienda[36]:

o   Consumo moderado de la sal, alcohol y macronutrientes.
o   Alta fibra dietética (30-35g/día) en forma de fruta cruda, cereales integrales, hortalizas y verduras.
o   Beber 2 litros de agua al día.
o   No abusar de carnes y pescados (3 veces/semana), 2-3 huevos, y uso de aceite virgen extra.

– Diarrea.

Se considera diarrea cuando aumenta la frecuencia, volumen o fluidez de las deposiciones, pudiéndose clasificar en agudas (duración menor a 2 semanas) y en crónica (duración mayor a dos semanas) [36]:

o   Agudas: Seguir una dieta absoluta las primeras 12-24 horas con líquidos (agua de arroz, sales minerales, glucosa y vaso de té cada 4 horas). El 2º día tomar arroz hervido cada 3-4 horas y pollo o pescado hervido. En el 3º día introducir progresivamente yogur, patata o manzana hervida y jamón york.

o   Crónicas: Además de las instrucciones de la dieta aguda, es muy necesario acompañarse de pautas farmacológicas.

8 RESUMEN

Este libro trata sobre la segunda necesidad básica del modelo de enfermería de Virginia Henderson. Es imprescindible explicar primero en qué consiste dicho modelo para ver cómo era entendida la enfermería desde su punto de vista. En base al metaparadigma enfermero, la persona era definida como un todo compuesto por 14 necesidades básicas. El entorno era el conjunto de las condiciones externas que influyen en la vida y desarrollo del organismo. La salud nunca fue definida como tal pero este concepto siempre se relacionaba con el de independencia, concepto más importante dentro de su modelo. Y por último, los cuidados de enfermería, que estaban justificados cuando existía una situación de dependencia, por que el paciente no sepa, no quiera o no pueda hacerse cargo de sus autocuidados.

En base a todo esto, la necesidad de alimentación es una de las más importantes de su modelo, al ser una necesidad básica. Para poder valorarla existen multitud de campos a tener en cuenta. Primero debemos hacer una valoración subjetiva global que incluya tanto las características de normalidad como las manifestaciones clínicas. Se debe registrar también la historia alimentaria del paciente y las medidas antropométricas, así como tener en cuenta los parámetros bioquímicos e inmunitarios.

Cuando existe alguna alteración en cualquiera de las fases de la alimentación debemos recurrir a la nutrición artificial, que se clasifica a su vez en la nutrición enteral y nutrición parenteral. Recurrimos a la nutrición enteral cuando existe alguna dificultad para la ingestión por boca pero el tubo digestivo es funcional. Por otro lado, la nutrición parenteral es aquella en la que el aporte de nutrientes se hace por vía intravenosa.

Existen multitud de fórmulas de nutrición enteral con el fin de que se adapten a cada situación concreta del paciente y se pueden administrar por vía oral, por sonda de manera no invasiva o colocando un dispositivo de manera quirúrgica. En cuanto a las formas de administración, el método de elección será, siempre que sea posible, de manera intermitente, repartiendo las tomas a lo largo del día en los horarios habituales de comidas. Si no fuera posible se administrara de manera continua durante 24h o 16 -18 h. Aunque es la forma más fisiológica de nutrición artificial no está exenta de complicaciones, siendo las más frecuentes las gastrointestinales y pudiendo aparecer también complicaciones mecánicas, metabólicas y respiratorias.

Encontramos dos tipos de nutrición parenteral, la total, la más completa y exclusiva por vía central, y la periférica, que no suele cubrir todas las necesidades pero puede administrarse por una vía periférica. Las complicaciones que nos podemos encontrar con este tipo de nutrición pueden ser mucho más graves que las de la nutrición enteral, al ser un método menos fisiológico. Las complicaciones más grave y frecuentes son las sépticas, pero también podemos encontrar complicaciones metabólicas y mecánicas.

Antes de guiarnos en la realización de protocolos y planes de actuación desde todo el equipo multidisciplinar sanitario se hace necesario el reconocimiento de los diagnósticos más importantes de la necesidad de alimentación, destacando aquellos concernientes al modo de ingestión, metabolismo, hidratación, función gastrointestinal, autocuidado, lesión física, así como peligros ambientales.

En cuanto a los dispositivos digestivos, podemos clasificarlos según sean no invasivos o invasivos. Los no invasivos los utilizaremos para realizar un sondaje gastrointestinal con diferentes finalidades. Algunas de las sondas más utilizadas son por ejemplo la sonda de Salem, sonda de Levin y sonda de Moss para la instilación de nutrición enteral y aspirado de contenido gástrico, la sonda de Faucher y sonda de Ewald utilizadas para realizar un lavado gástrico y la sonda de Sengstaken-Blakemore indicada para el control de la hemorragia digestiva alta. Con los dispositivos invasivos nos referimos a las sondas de la gastrostomía percutánea endoscópica (PEG).

En cuanto a las técnicas digestivas se describen las más usuales, como son la inserción de sondas oro y nasogástricas, la administración de dieta enteral, los lavados gástricos para la eliminación de sustancias tóxicas y para el control de hemorragias y la administración de medicación a través de sonda.

La inserción de una sonda a través de nariz o boca es quizás la técnica más usual y luego a raíz de ella podemos realizar otras más concretas. La utilizamos para instilar líquidos o fármacos, descomprimir el estómago, extraer muestras, controlar hemorragias y evitar la broncoaspiración. No está exenta de complicaciones (pulmonares, digestivas, o lesiones medulares e intracraneales) por lo que se deben tener una serie de consideraciones y precauciones.

Para la administración de nutrición enteral precisaremos tener colocada una sonda intestinal, y la manera de administrarla será diferente dependiendo del tipo de modalidad escogida, es decir, si la nutrición es de manera continua lo haremos a través de una bomba, si es por bolus utilizaremos una jeringa de 50 cc y si es intermitente podemos usar un sistema de alimentación.

En el caso de que vayamos a colocar nutrición parenteral precisaremos de una vía venosa, central o periférica. Debemos tener especial cuidado en preservar en todo momento la esterilidad por el riesgo de sepsis que presenta esta modalidad.

Igualmente, en el caso de que necesitemos hacer un lavado gástrico, bien de sustancias toxicas o bien para el control de hemorragias, también precisaremos de tener colocada una sonda nasogástrica. Realizaremos un lavado gástrico de sustancias toxicas cuando el paciente haya ingerido una cantidad potencialmente mortal 60 minutos antes del procedimiento. Nunca realizaremos esta técnica si el paciente ingirió cáusticos, objetos extraños o paquetes de drogas.

Si lo que pretendemos conseguir es detener una hemorragia digestiva alta procederemos también a la inserción de una sonda nasogástrica, si no se disponen de otras intervenciones de manera inmediata. Hay que tener en cuenta que esta técnica puede causar el desprendimiento de un coagulo de un vaso sangrante causando una hemorragia mayor, puede perforar varices esofágicas o provocar un desgarro de Mallory-Weis.

En esta línea es importante no olvidar que la administración de medicamentos por sonda es un proceso peculiar y fundamental en aquellos pacientes que reciben nutrición enteral, y para lograr el efecto deseado en la parte del sistema digestivo adecuada hay que poseer conocimientos no sólo sobre la técnica de administración, sino sobre la forma farmacéutica, preparación de medicamentos, así como las 10 reglas para una correcta administración y posibles efectos secundarios adversos:

- Identificar la presencia de alergias.
- Medicamento correcto.
- Paciente correcto.
- Dosis correcta.
- Vía correcta.
- Hora correcta.
- Frecuencia correcta.
- Orientar y educar al paciente y familiar sobre el fármaco que se administra.
- Detectar reacciones farmacológicas.
- Realizar registros conforme lo regulado.

Por último, no olvidar ofrecer cuidados concernientes a la cavidad oral y ventanas nasales, pues una piel correctamente tratada e hidratada evita la aparición de complicaciones en la necesidad de alimentación así como favorecedor del procedimiento instrumental correspondiente para favorecer esta necesidad.

Del mismo modo debemos saber que ningún procedimiento está exento de riesgo, en concreto los más comunes son los siguientes: Obstrucción de la sonda, aspiración, conservación de la fórmula de NE, fugas alrededor del estoma, extracción involuntaria de la sonda, y náuseas/vómitos.

Uno de los pilares fundamentales de la necesidad de alimentación es la dieta diaria, la cual debe ser equilibrada aportando la cantidad necesaria de micronutrientes y macronutrientes de cada grupo como se representa en la pirámide alimenticia. El inadecuado seguimiento de una dieta sana puede originar problemas secundarios como son el estreñimiento u otros problemas de origen digestivo, por no mencionar a largo plazo obesidad, hipertensión, hipocolesterolemia, entre otros.

Finalmente se proporcionará recomendaciones y directrices para la ayuda a la alimentación en situaciones específicas:

- Diabetes: Además de seguir una dieta equilibrada, es necesario cuantificar los hidratos de carbono y su distribución en personas con diabetes mellitus tipo 1 y reducir el consumo de grasa y sodio en diabetes tipo 2.

- Hepatopatías: Seguir una dieta equilibrada, baja en grasas, en sodio, así como correctas cantidades de proteínas y carbohidratos. Así como eliminar los hábitos tóxicos (alcohol y tabaco).

- Insuficiencia renal: Aumentar aporte de proteínas, y vitaminas hidrosoluble, así como regular el consumo de Ca, Na, K, y P debido a las condiciones específicas del riñón. Así como disminuir el aporte de agua.

9 BIBLIOGRAFÍA

1. López Fresneña C, de Dios Duarte M.J., Avilés Serrano M, Esquinas Serrano S, Martín Alonso M.T., Torres González J. I. Manual CTO de enfermería. 6ª ed. Madrid: CTO editorial; 2013.

2. Proceso Enfermero desde el modelo de cuidados de Virginia Henderson y los Lenguajes NNN. 1ª ed. Jaén: Ilustre Colegio Oficial de Enfermería de Jaén; 2010.

3. Álvarez Hernández J, Peláez Torres N, Muñoz Jiménez A. Utilización clínica de la Nutrición Enteral. Nutrición Hospitalaria. (2006) 21 (2) 87-99.

4. Protocolos para la prescripción de nutrición parenteral y enteral. 1st ed. SENPE; 2017.

5. Manual de Nutrición Artificial del Hospital de la Fe [Internet]. 1ª ed. Madrid: J F Merino Torres; 2016. Disponible en: https://elenfermerodelpendiente.files.wordpress.com/2016/01/manual-nutricion.pdf

6. Enfermeriaactual.com. Dominios y Clases [Internet]. Enfermeriaactual.com. 2017 [citado 13 Enero 2017]. Disponible en: http://enfermeriaactual.com/dominios-y-clases/13/

7. Herdman T. Diagnósticos enfermeros: definiciones y clasificación, 2009-2011. Barcelona: Elsevier; 2010.

8. Catálogo 2008 Dispositivos de Nutrición Enteral por Sonda. Nutricia.

9. Luis de la Morena. Productos Sanitarios .Módulo III. Cap 6 Consejo General de Colegios Farmacéuticos; 2.004. Disponible en: www.nadya-senpe.com

10. Cambios y cuidados sondas PEG. (2013). 1ª ed. Elche: Lorena Pérez Rico. Disponible en: http://heridasycuras.esy.es/documentos/sondaspeg.pdf

11. Botella Dorta C. Técnicas en Atención Primaria. 1ª ed. Canarias: C. S.

La Laguna-Mercedes. Servicio Canario de la Salud; 2004.

12. Julián Jiménez A. Manual de protocolos y actuación en urgencias. 4ª ed. Toledo: J. Julián; 2014.

13. Protocolo de enfermería de administración de nutrición enteral. 1ª ed. Fundación Hospital de Jove; 2014.

14. Administración de la nutrición parenteral [Internet]. 4ª ed. Madrid: Hospital General Universitario Gregorio Marañón. Salud Madrid; 2014. Disponible en:
http://www.madrid.org/cs/Satellite?blobcol=urldata&blobheader=applicat ion%2Fpdf&blobheadername1=Content-disposition&blobheadername2=cadena&blobheadervalue1=filename%3D Administraci%C3%B3n+de+la+Nutrici%C3%B3n+parenteral.pdf&blobhe adervalue2=language%3Des%26site%3DHospitalGregorioMaranon&blobk ey=id&blobtable=MungoBlobs&blobwhere=1352862881169&ssbinary=tr ue

15. Protocolo de enfermería de lavado gástrico. 1ª ed. Fundación Hospital de Jove; 2014.

16. Arenaza A, Arias L, Benítez M, Bilbao C, Borrego M, Fernández A et al. Guía de Administración de Medicamentos por Sondas de Alimentación Enteral. Madrid: Hospital Clínico San Carlos; 2012. Disponible en: http://www.cuidarypaliar.es/wp-content/uploads/2016/11/Guia-de-administracion-de-medicamentos-por-sondas-de-alimentacion-enteral.pdf

17. Domínguez M, Pérez J, Soto M. Eficacia de la práctica de enfermería en la administración de medicamentos. CONAMED. 2015;20(Supl. 1):35-40. Disponible en: http://www.dgdi-conamed.salud.gob.mx/ojs-conamed/index.php/revconamed/article/view/240/458

18. García MJ, Méndez N. Administración de medicamentos mediante sonda nasogástrica o gastrostomía. Asturias: Hospital Universitario Central de Asturias; 2014. Disponible en:
http://www.hca.es/huca/web/enfermeria/html/f_archivos/Administracio n%20de%20medicamentos%20mediante%20sonda.pdf

19. Miraz-Novas C. Pautas de protección en la administración de medicamentos peligrosos. Más que citostáticos. Enfermería del Trabajo [Internet]. 2016 [citado 10 Enero 2017];6(4):136-141. Disponible en: https://dialnet.unirioja.es/servlet/articulo?codigo=5746485

20. Gago A, Garzás M, Calañas A, Molina M. Guía de administración de fármacos por sonda nasogástrica. Córdoba. Disponible en:
https://www.juntadeandalucia.es/servicioandaluzdesalud/hrs3/fileadmin/ user_upload/area_atencion_alprofesional/comision_farmacia/boletines/gu ia_admon_sng.pdf

21. Cuerda C, Frías L, Creus G, Parejo J, Urzola C, Ashbaugh R et al. Vías de acceso y cuidados al alta en pacientes adultos con nutrición enteral.

Nutrición Hospitalaria. 2014;29(Supl. 3):3-38. Disponible en: https://www.google.es/search?q=Cuerda+C%2C+Fr%C3%ADas+L%2C +Creus+G%2C+Parejo+J%2C+Urzola+C%2C+Ashbaugh+R+et+al.+V %C3%ADas+de+acceso+y+cuidados+al+alta+en+pacientes+adultos+co n+nutrici%C3%B3n+enteral.+Nutrici%C3%B3n+Hospitalaria.+2014%3B 29(Supl.+3)%3A3-38.&ie=utf-8&oe=utf-8&client=firefox-b-ab&gfe_rd=cr&ei=JJGLWJHVN47Y8gf8vITgBg

22. Castro A. Manual de Procedimientos de Enfermería. 1st ed. La Habana: Ciencias Médicas; 2002. Disponible en: http://www.enfermeriaaps.com/portal/?wpfb_dl=3573

23. Lafuente, Cruz, Bastres, Granados & Castilla (2006), p.72 y UNED. (2015). Recomendaciones RDA. Cuadros y Tablas. Disponible en:http://www2.uned.es/pea-nutricion-y-dietetica-I/guia/guia_nutricion/recomendaciones_rda.htm

24. Soteras A. Estilos de vida saludable: nuevas recomendaciones de la pirámide nutricional SENC 2015 [Internet]. Efesalud.com. 2015 [citado 12 Enero 2017]. Disponible en: http://www.efesalud.com/noticias/estilos-de-vida-saludable-nuevas-recomendaciones-de-la-piramide-nutricional-senc-2015/

25. Clapés J. Contando hidratos de carbono. Presente & Futuro. 2012;80:12-14. Disponible en: http://www.presenteyfuturo.es/version-flash/n80/flash.html#/14/.

26. Escudero A, Bixquert M. Guía para prevenir y tratar el estreñimiento. FEAD; 2012. Disponible en: http://www.presenteyfuturo.es/version-flash/n80/flash.html#/14/.

27. Flores Reyes A. Jóvenes y diabetes. Huelva: Molina Moreno Editores; 2016.

28. Iglesias R, Barutell L, Artola S, Serrano R. Resumen de las recomendaciones de la American Diabetes Association (ADA) 2014 para la práctica clínica en el manejo de la diabetes mellitus. Diabetes Práctica. 2014; 5 (SuplExtr 2): 1-24. Disponible en: http://www.bvs.hn/Honduras/UICFCM/Diabetes/ADA.2014.esp.pdf

29. Dieta Para Enfermedad Hepática [Internet]. Drugs.com. 2016 [citado 13 Enero 2017]. Disponible en: https://www.drugs.com/cg_esp/dieta-para-enfermedad-hep%C3%A1tica-discharge-care.html

30. Unidad de Nefrología-Diálisis. Guía de alimentación en pacientes con insuficiencia renal. San Sebastián: Hospital Universitario Donostia; 2013. Disponible en: http://www.osakidetza.euskadi.eus/contenidos/informacion/hd_publicaci ones/es_hdon/adjuntos/Guia_Alimentacion_Insuficiencia_Renal_C.pdf

31. Calleja A, Vidal A, Cano I, Ballesteros M. Adecuación del código de dietas a las necesidades nutricionales del paciente hospitalizado. Nutrición

Hospitalaria. 2016;33(1). Disponible en:
http://scielo.isciii.es/pdf/nh/v33n1/15_original14.pdf

32. Recomendaciones Dietéticas: Protocolo Alimentario en Hipertensión [Internet]. Murcia: Colegio Oficial de Farmacéuticos de la Región de Murcia; 2008. Disponible en:
http://kefren.cofrm.com/web/Noticias.nsf/NotPubPorID/8DC045C0A9
B2D92DC12574340033C131?OpenDocument

33. Amador M, Duarte A, Hernández F. Abordaje de la Displemia. En: Cuidados de enfermería. Prevención y control de la enfermedad vascular aterosclerótica. Las Palmas de Gran Canaria: Gobierno de Canarias, Dirección General de Programas Asistenciales; 2015.[citado 27 Marzo 2017]. p. 353-379. Disponible en:
http://www3.gobiernodecanarias.org/sanidad/scs/contenidoGenerico.jsp?i
dDocument=6037f5d4-cf0a-11e4-b8de-
159dab37263e&idCarpeta=1c2ee4b1-a745-11dd-b574-dd4e320f085c

34. Rivera A, Morán L, Triviña M. Menú y Dieta para Hiperlipemias [Internet]. Sociedad Andaluza de Nutrición Clínica y Dietética. 2010 [citado 27 Marzo 2017]. Disponible en:
http://sancyd.es/comedores/discapacitados/menu.dieta.hiperlipemias.php

35. Álvarez-Lario B, Alonso-Valdivielso J. Hiperuricemia y gota: el papel de la dieta. Nutrición Hospitalaria [Internet]. 2014 [citado 27 Marzo 2017];29(4):760-770. Disponible en:
http://www.aulamedica.es/gdcr/index.php/nh/article/view/7196

36. Dietoterapia [Internet]. Junta de Andalucía; 2005 [citado 27 Marzo 2017]. Disponible en:
http://www.juntadeandalucia.es/empleo/materialesdidacticos/dietetica/ht
ml/unidades_03.htm

10 ANEXOS

ANEXO 1. TABLA 1.
Tabla 1. Índice de masa corporal.

CLASIFICACIÓN	IMC (kg/m²)	
	Valores principales	Valores adicionales
Infrapeso	**<18.50**	**<18.50**
Delgadez severa	<16.00	<16.00
Delgadez moderada	16.00-16.99	16.00-16.99
Delgadez no muy pronunciada	17.00-18.49	17.00-18.49
Normal	**18.50-24.99**	**18.50-22.99**
		23.00-24.99
Sobrepeso	**>25.00**	**>25.00**
Preobeso	25.00-29.99	25.00-27.49
		27.50-29.99
Obeso	**>30.00**	**>30.00**
Obeso tipo I	30.00-34.99	30.00-32.49
		32.50-34.99
Obeso tipo II	35.00-39.99	35.00-37.49
		37.50-39.99
Obeso tipo III	>40.00	>40.00

En adultos (20 a 60 años) estos valores son independientes de la edad y sirven para ambos sexos.

Fuente: López Fresneña C, de Dios Duarte M.J., Avilés Serrano M, Esquinas Serrano S, Martín Alonso M.T., Torres González J. I. Manual CTO de enfermería. 6ª ed. Madrid: CTO editorial; 2013.

EDITOR: *Diego Molina Ruiz*

ANEXO 2. FIGURA 1.

Figura 1. Manejo de la diarrea en la nutrición enteral.

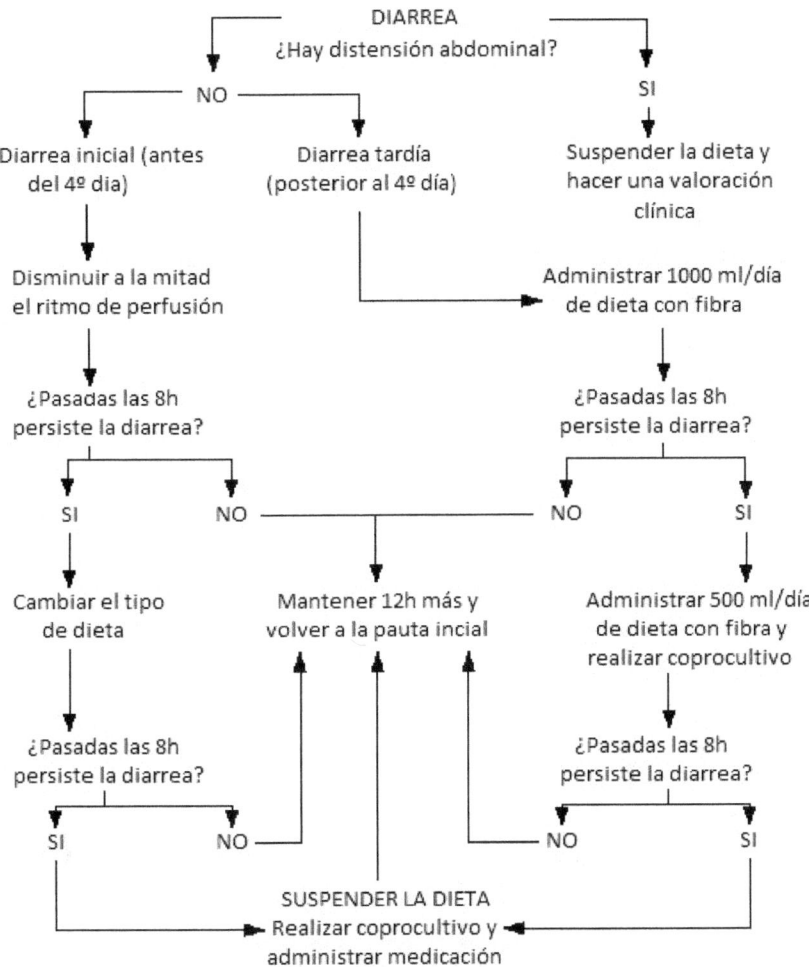

Fuente: López Fresneña C, de Dios Duarte M.J., Avilés Serrano M, Esquinas Serrano S, Martín Alonso M.T., Torres González J. I. Manual CTO de enfermería. 6ª ed. Madrid: CTO editorial; 2013.

EDITOR: *Diego Molina Ruiz*

ANEXO 3. FIGURA 2.
Figura 2. Sonda de Salem.

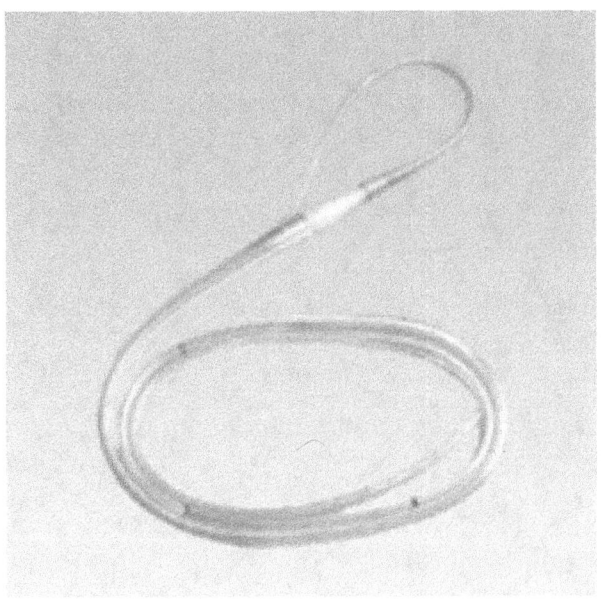

Fuente: Catálogo 2008 Dispositivos de Nutrición Enteral por Sonda. Nutricia.

EDITOR: *Diego Molina Ruiz*

ANEXO 4. FIGURA 3.
Figura 3. Sonda de Levin.

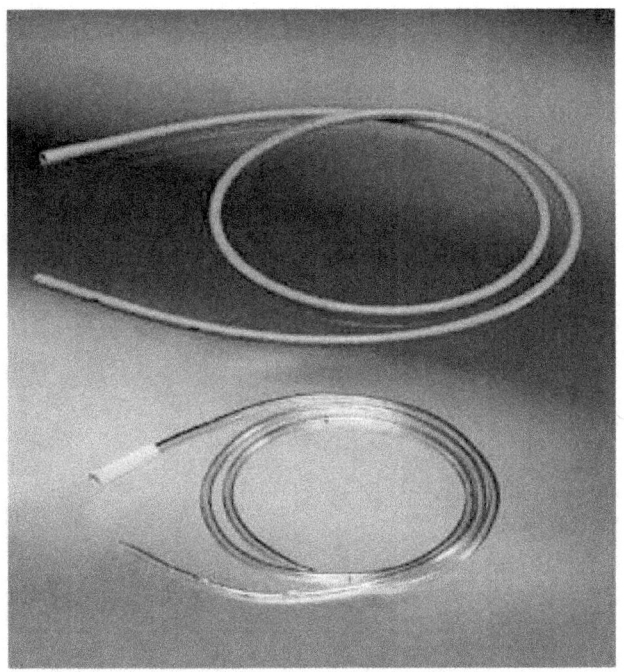

Fuente: Catálogo 2008 Dispositivos de Nutrición Enteral por Sonda. Nutricia.

EDITOR: *Diego Molina Ruiz*

ANEXO 5. FIGURA 4.
Figura 4. Sonda Faucher.

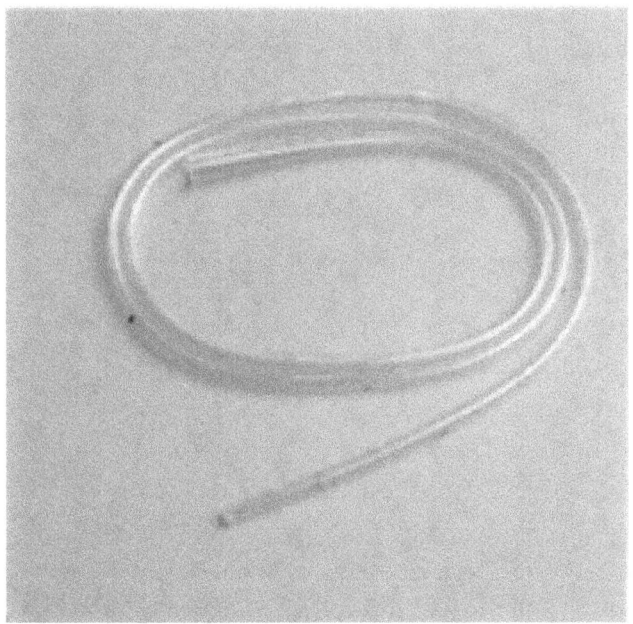

Fuente: Catálogo 2008 Dispositivos de Nutrición Enteral por Sonda. Nutricia.

EDITOR: *Diego Molina Ruiz*

ANEXO 6. FIGURA 5.
Figura 5. Sonda Sengstaken-Blakemore.

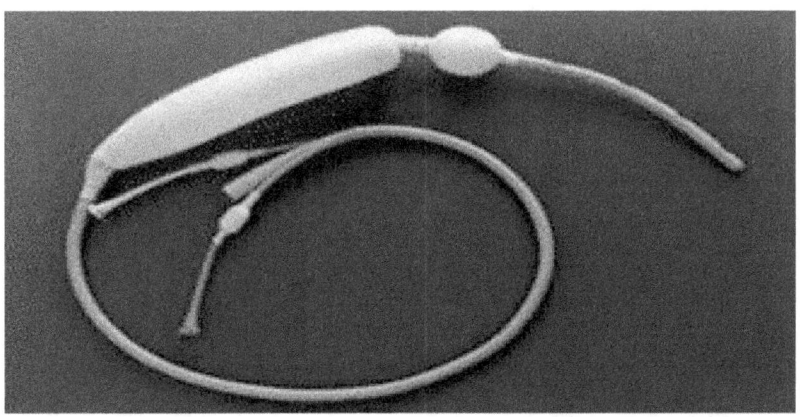

Fuente: Luis de la Morena. Productos Sanitarios .Módulo III. Cap 6 Consejo
General de Colegios Farmacéuticos; 2.004. Disponible en: www.nadya-senpe.com

EDITOR: *Diego Molina Ruiz*

ANEXO 7. FIGURA 6.
Figura 6. Sonda PEG campana.

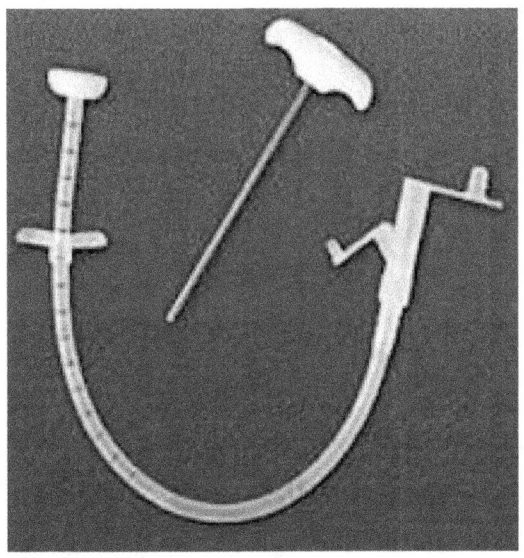

Fuente: Cambios y cuidados sondas PEG. (2013). 1ª ed. Elche: Lorena Pérez Rico.
Disponible en: http://heridasycuras.esy.es/documentos/sondaspeg.pdf

EDITOR: *Diego Molina Ruiz*

ANEXO 8. FIGURA 7.
Figura 7. Sonda PEG globo.

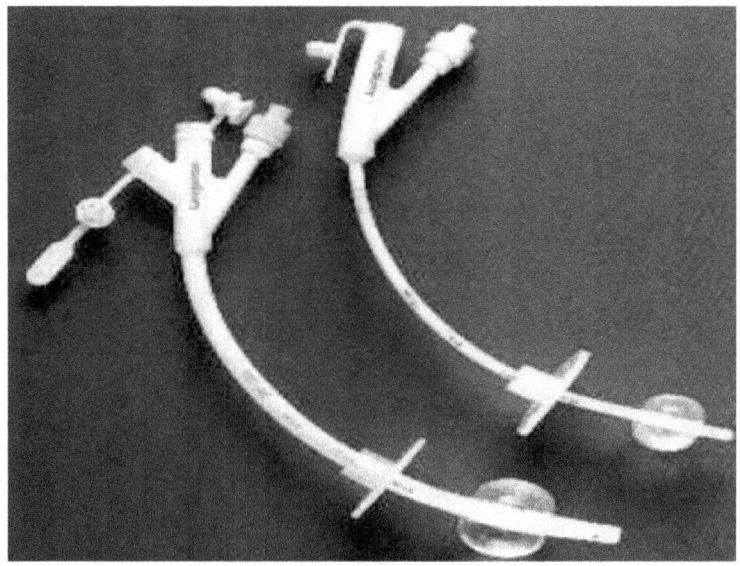

Fuente: Cambios y cuidados sondas PEG. (2013). 1ª ed. Elche: Lorena Pérez Rico.
Disponible en: http://heridasycuras.esy.es/documentos/sondaspeg.pdf

EDITOR: *Diego Molina Ruiz*

ANEXO 9. TABLA 2.

Tabla 1. Medicamentos de la A a la C (Principio activo) más usados por sonda.

A	ABACAVIR Comprimidos, ACARBOSA Comprimidos, ACECLOFENACO Sobres/Comprimidos recubiertos, ACENOCUMAROL Comprimidos, ACETAZOLAMIDA Comprimidos, ACETILCISTEINA Comprimidos efervescentes/Sobres, ACETILSALICILATO DE LISINA Sobres, ACETILSALICILICO ACIDO Sobres, ACETILSALICILICO ACIDO, Comprimidos/Capsulas duras, ACETOHIDROXÁMICO ACIDO Cápsulas duras, ACICLOVIR Comprimidos/Suspensión, ACITRETINA Cápsulas duras, AFEFOVIR Comprimidos, AGOMELATINA Comprimidos recubiertos, ALENDRÓNICO ACIDO Comprimidos recubiertos, ALFUZOSINA Comprimidos recubiertos, ALGELDRATO Comprimidos, ALIMEMAZINA Gotas, ALMAGATO Sobres, ALMITRINA Comprimidos recubiertos, ALOPURINOL Comprimidos, ALPRAZOLAM Gotas/Comprimidos, AMANTADINA Cápsulas duras, AMBROXOL Ampollas/sobres/jarabe/Comprimidos, AMILORIDA/HIDROCLOOROTIAZIDA Comprimidos, AMINOCAPROICO ACIDO Ampollas, AMIODARONA Comprimidos, AMISULPRIDA Solución/Comprimidos recubiertos, AMITRIPTILINA Cápsulas duras/Comprimidos recubiertos/Grageas, AMLODIPINO Comprimidos/Comprimidos recubiertos, AMOXICILINA Comprimidos/Sobres/Cápsulas duras/Suspensión/Sobre/Solución/Comprimidos, AMPICILINA Cápsulas duras/Suspensión, ANASTROZOL Comprimidos recubiertos, APREPITANT Cápsulas duras, ARIPIPRAZOL Comprimidos/Solución, ASCORBICO ACIDO Sobres/Gotas/Comprimidos efervescentes, ATAZANAVIR Cápsulas duras, ATENOLOL Comprimidos, ATORVASTATINA Comprimidos recubiertos, AZATIOPRINA Comprimidos/Suspensión/Sobres/Comprimidos recubiertos.
B	BACLOFENO Comprimidos, BENAZEPRIL Comprimidos, BENTAZEPAM Comprimidos, BETAHISTINA Comprimidos/Solución, BEZAFIBRATO Comprimidos, BICALUTAMIDA Comprimidos recubiertos, BICARBONATO POTÁSICO Comprimidos efervescentes, BICARBONATO SODICO Comprimidos/Ampollas, BIPERIDENO Comprimidos, BISOPROLOL Comprimidos recubiertos, BOSENTAN Comprimidos, BROMAZEPAM Cápsulas duras, BROMHEXINA Gotas, BROMOCRIPTINA Cápsulas duras/Comprimidos, BROTIZOLAM Comprimidos, BUDESONIDA prolongada, BUSULFANO Comprimidos recubiertos, BUTILESCOPOLAMINA Comprimidos recubiertos,

C

CABERGOLINA Comprimidos/Gotas, CALCIFEDIOL Ampollas, CALCIO BICARBONATO Sobres/Masticables, CALCIO CARBONATO Comprimidos efervescentes/Masticables, CALCIO GLUCONATO Comprimidos efervescentes, CALCIO PIDOLATO Solución/Sobres, CALCIO ACETATO Sobres/Cápsulas duras, CANDESARTAN Comprimidos, CAPTORPIL Comprimidos, CARBAMAZEPINA Comprimidos, CARBIMAZOL Comprimidos, CARBIMIDA CALCICA Gotas, CARNITINA Solución/Bebible, CARVEDILOL Comprimidos, CEFACLOR Cápsulas duras/Suspensión, CEFRADROXILO Suspensión/Cápsulas duras, CEFALEXINA Cápsulas duras, CEFDITORENO Comprimidos recubiertos, CEFIXIMA Sobres/Suspensión/Cápsulas duras, CEFPODOXIMA Suspensión/ Comprimidos, CEFTIBUTENO Cápsulas duras/Suspensión, CEFUROXIMA Suspensión/Sobres/Comprimidos recubiertos, CETIRIZINA Comprimidos recubiertos/Gotas/Solución, CIANOCOBALAMINA Ampollas, CICLOBENZAPRINA Cápsulas duras, CICLOFOSFAMIDA Grageas, CICLOSERINA Cápsulas duras, CICLOSPORINA Solución, CINARIZINA Gotas, CINITAPRIDA Comprimidos/Sobres, CIPROFLOXACINO Sobres/Comprimidos/Suspensión, CIPROHEPTADINA Comprimidos, CIPROTEROONA Comprimidos, CISAPRIDA Suspensión/Comprimidos, CITALOPRAM Comprimidos, CITICOLINA Ampollas/Gotas/Sobres, CLARITROMICINA Suspensión/Sobres, CLEBOPRIDA Solución/Comprimidos, CLINDAMICINA Cápsulas duras, CLOBAZAM Comprimidos, CLODRONATO DISODICO Cápsulas duras, CLOMIPRAMINA Grageas/Ampollas, CLONAZEPAM Gotas/Comprimidos, CLONIDINA Comprimidos, CLONIZINATO Comprimidos, CLOPERASTINA Solución, CLOPIDOGREL Comprimidos recubiertos, CLORAMBUCILO Comprimidos recubiertos, CLORAZEPATO DIPOTASICO Comprimidos/Sobres, CLORDIAEPOXIDO Grageas, CLOROQUINA Comprimidos, CLORPROMAZINA Gotas/Ampolla/Comprimidos, CLORPROPAMIDA Comprimidos, CLORTALIDONA Comprimidos, CLORURO SÓDICO Comprimidos, CLOTIAPINA Comprimidos, CLOTIAZEPAM Comprimidos, CLOXACILINA Cápsulas duras, CLOXACILINA Suspensión, CLOZAPINA Comprimidos, CODEINA Comprimidos/Solución, COLCHICINA Comprimidos, COLECALCIFEROL Solución, COLESTIPOL Sobres.

Fuente: Elaboración propia.

ANEXO 10. TABLA 3
Tabla 3. Nutrientes energéticos.

	Consejo Europeo	ADA	UNED (RDA, 2001, 2005, 2011 CNC 2001)
Hidratos de carbono	50-60%	60-70%	50-55
Proteínas	15%	10-20%	10%x0.8gr Kg/día
Grasas saturadas	<10%	<10%	<7-8%
Grasas poliinsaturadas	10%	10%	5%
Grasas monoinsaturadas	10%	10%	15-20%
Colesterol		<300 mg/día	Hasta 300mg/día

Fuente: Lafuente, Cruz, Bastres, Granados & Castilla (2006), p.72 y UNED. (2015). Recomendaciones RDA. Cuadros y Tablas. Disponible en:http://www2.uned.es/pea-nutricion-y-dietetica-I/guia/guia_nutricion/recomendaciones_rda.htm

EDITOR: *Diego Molina Ruiz*

ANEXO 11. FIGURA 8

Figura 8. Pirámide de la alimentación.

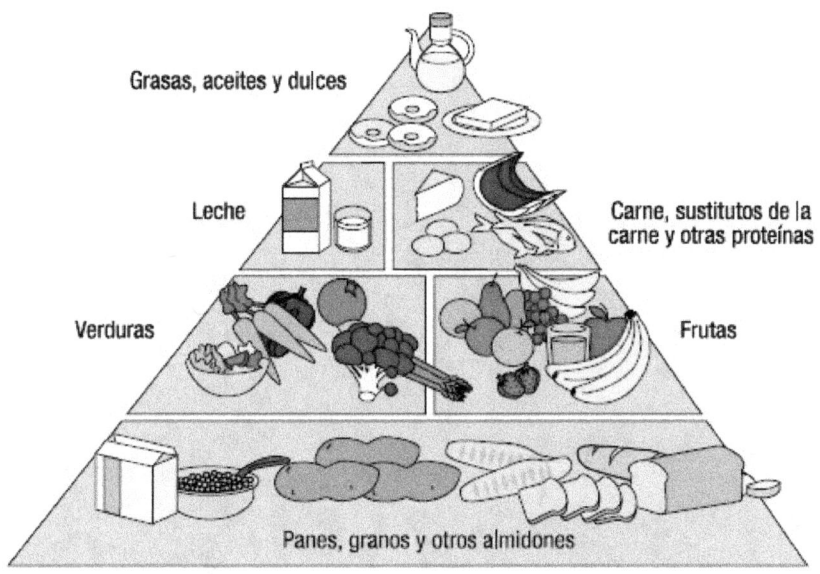

Fuente: Clapés J. Contando hidratos de carbono. Presente & Futuro. 2012;80:12-14. Disponible en: http://www.presenteyfuturo.es/version-flash/n80/flash.html#/14/.

EDITOR: *Diego Molina Ruiz*

ANEXO 12. TABLA 4
Tabla 4. Micronutrientes y Macronutrientes en la Diabetes.

MICRONUTRIENTES
– Ácido Ascórbico: IDR 90mg/d en V y 75mg/d n M (fumadores más de 35mg/d)
– Vitaminas grupo B: Ácido Fólico 400mcg/D, B12 2'4mcg/d
– Vitaminas liposolubles: A 2.300 Ui/d en mujeres; 3000 en varones.
– Vitamina K: coagulación de la sangre en caso de ser indicada
– Zinc: IDR 11 mg /d en varones y 8 mg/d en mujeres y 110 mg de Sulfato / 175 mg de gluconato = 25 mg de Zinc elemento
– Cobre: IDR 900 mg /d
– Hierro: 8 mg/d en varones y mujeres postmenopaúsicas,18 mg/d mujeres premenopaúsicas

MACRONUTRIENTES
– Hidratos de carbono (HC): 50-60% complejos o de absorción lenta (cereales, legumbres y tubérculos), <10% mono o disacáridos.
– Grasas: 25-30% de la energía total diaria. Se sustituirán los alimentos ricos en grasas saturadas (<10%) y colesterol (<300mg/día) por otros con grasas mono y poliinsaturadas (8-10%)
– Proteínas: 12-20% del total de las calorías diarias (0.8-1g/kg/día). En caso de nefropatía clínica se reducirá a 0.6 g/kg/día.
– Fibra: 30-35 g/día, de los cuales 10-25g son fibra soluble.
– Sal de mesa: Restringir su uso y en pacientes hipertensos un consumo <2.4g/día, con un máximo de 2.400 mg al día, equivalentes a 6 g de sal sódica común.

Fuente: Elaboración propia.

EDITOR: *Diego Molina Ruiz*

ANEXO 13. TABLA 5
Tabla 5. Características energéticas y proteicas de las dietas hospitalarias.

Indicación principal	Dieta	Energía	Proteínas
Basales	Normal	2.351	101
	Hiperproteica	2.399	110
	Neutropénica	2.417	102
	Ingreso	2.338	98
Diabetes	Diabética 1.000Kcal	1.440	76
	Diabética 1.500Kcal	1.918	98
	Diabética 2.000Kcal	2.539	117
Dificultad masticación	Odontológica	2.376	102
	Odontológica diabético.	1.821	99
	Odontológica ingrasa	2.152	104
Disfagia	Túrmix	1.422	58
	astringente	934	35
	diabética	722	39
	barlátrica	978	53
	diabético	1.149	59
	hemodiálisis	875	40
	astringente	958	36
	diabético	895	46
	pastoso	1.435	67
	diabético	1.365	72
	sin grasa	1.165	58
Diarrea	Astringente	1.776	70
	diabética	1.641	69
	hemodiálisis	1.739	64
Patología digestiva	Gastroctomizado	2.162	89
	Hemorragias en heces	2.159	80
	Protección gástrica	2.014	93
	hepática	2.104	94
	Pobre en residuos	1.730	91
	Rica en residuos	2.521	100
	Sin gluten	2.221	98
	Uro, colono y enema	1.387	49

Insuficiencia renal	Baja en potasio	1.759	73
	Baja en proteínas	1.987	79
	Diabética baja en potasio	1.767	80
	Hemodiálisis	1.886	84
	Hemodiálisis diabética	1.883	83

Fuente: Calleja A, Vidal A, Cano I, Ballesteros M. Adecuación del código de dietas a las necesidades nutricionales del paciente hospitalizado. Nutrición Hospitalaria. 2016;33(1). Disponible en: http://scielo.isciii.es/pdf/nh/v33n1/15_original14.pdf

ANEXO 14. TABLA 6.
Tabla 6. Recomendaciones dietéticas en la Dislipemia.

ALIMENTOS	DIARIOS	2-3DÍAS/SEMANA	DESACONSEJADOS
Cereales y bollería.	Pan, pan integral, cereales refinados o integrales, arroz, pastas, harinas, sémolas.	Pasta italiana con huevo, mal de molde, galletas integrales (bajas en grasa).	Productos de pastelería y bollería (pasteles, bollos, magdalenas, buñuelos, torrijas, galletas).
Frutas, verduras y hortalizas.	Todas.	Aguacate y aceitunas.	
Tubérculos y legumbres.	Patatas, lentejas, garbanzos, judías, guisantes, habas, soja.	Patatas fritas en aceite de oliva.	Patatas fritas en aceites no recomendables.
Frutos secos.	Almendras, avellanas, castañas, nueces.	Cacahuetes.	Coco, frutos secos fritos.
Frutas secas.	Todas.	Ninguna.	
Leche y derivados.	Leche desnatada y semidesnatada, derivados lácteos elaborados con leche desnatada, yogur desnatado, requesón.	Quesos con menos del 20% de MG, queso fresco tipo Burgos.	Leche entera y derivados lácteos preparados con leche entera, quesos con más de 30% de MG, crema, helados, natillas, flanes y natas.
Carnes.	Pollo y pavo sin piel, conejo, caza.	Ternera, caballo, vaca, buey, cerdo, avestruz, cordero y cabrito sin grasa, jamón serrano sin tocino, jamón cocido o lacón.	Vaca, buey, cerdo, cordero y cabrito con grasa, pato, embutidos, chorizo, paté, casquería.
Pescados y mariscos.	Blanco y azul, mariscos de concha fresco, almejas y berberechos al natural.	Calamares, sepia, pulpo, gambas, sardinas, atún enlatado en aceite.	Huevas de pescado, pescado frío en aceite o grasas no recomendadas, pescado en conserva.
Huevos.	Clara de huevo.	Huevo entero o combinación de 2 claras y 1 yema.	
Aceites y otras grasas.	Aceites vegetales menos palma y coco, recomendado el de oliva virgen.		Mantequilla, tocino, margarina, manteca, panceta, bacon, aceite de palma y coco
Azúcar, edulcorante y dulces.	Aspartamo, sacarina, ciclamato sódico, azúcar, miel, mermeladas.	Dulces caseros hechos con grasa adecuada.	Productos de pastelería y bollería industrial, chocolate.
Especias y salsas.	Hierbas, pimienta, mostaza, vinagre, limón, sal, vinagreta, caldo vegetal casero.	Bechamel elaborada con leche desnatada, aliños de ensalada pobres en grasa.	Mayonesas, salsas con mantequilla, margarina, leche entera o grasas animales.
Bebidas.	Agua mineral, infusiones, café, zumo de fruta natural y vino.	Cerveza, bebidas carbonatadas, refrescos azucarados.	Bebidas con chocolate, nata/crema, alcohólicas de alta graduación.
Otros.	Conservas al natural sin aceite, alimentos congelados (verduras/pescados).		Snacks y aperitivos, alimentos precocinados y/o congelados (pizzas, canelones, lasañas), alimentos desecados.

Cocciones.	Horno, papillote, plancha, vapor, brasa, microondas.	Fritos, guisos, salsa con la cantidad y tipo de aceite recomendado.	Fritos, guisos y salsas con cantidades y tipo de grasa no recomendados.

Fuente: Rivera A, Morán L, Triviña M. Menú y Dieta para Hiperlipemias [Internet]. Sociedad Andaluza de Nutrición Clínica y Dietética. 2010 [citado 27 Marzo 2017]. Disponible en:

http://sancyd.es/comedores/discapacitados/menu.dieta.hiperlipemias.php

SOBRE EL EDITOR

DIEGO MOLINA RUIZ, Puertollano (Ciudad Real), 15 de Febrero de 1959.

Formación académica

Licenciado en Enfermería. Universidad Hogeschool Zeeland (Holanda) 2002. Especialista en Enfermería Médico-Quirúrgica. Master en Ciencias de la Enfermería. Universidad de Huelva. Diploma de Estudios Avanzados en Medicina Preventiva y Salud Pública, Universidad de Huelva.

Lugar de trabajo

Enfermero Comunitario UGC Gibraleón del Distrito Sanitario Huelva Costa Condado Campiña.

Profesor asociado Departamento de Enfermería, Universidad de Huelva.

Experiencia previa

Autor y Editor de editorial especializada CC SS. Enfo Ediciones, FUDEN, Madrid.

Como docente ha impartido los Módulos 6 sobre Técnicas de Resonancia Magnética y 7 sobre Técnicas de asistencia en Exploraciones Ecográficas del Curso de Formación Profesional Ocupacional "Técnico en Radiodiagnóstico" con Expediente 98/2005/J/221 y N° 21 – 15, de la Consejería de Empleo de la Junta de Andalucía, con un total de 250 horas docentes.

Desde 2006 desarrolla labor docente como profesor asociado en la Universidad de Huelva.

Experiencia investigadora

- **Líneas de investigación:** Salud Laboral, Atención Primaria, Preanalítica, Salud Mental.

- **Participación en proyectos de investigación**

  - Investigador colaborador en el proyecto FIS 12/ 1099.

  - En la actualidad participa en un proyecto de investigación en salud FIS.

- **Participación en proyectos editoriales**

    Más de 40 artículos publicados en revistas de enfermería y biomédicas, nacionales e internacionales. Más de 65 capítulos de libros y más de 60 libros como autor y editor.

Otros méritos

Miembro del Comité de Ética Asistencial de Huelva.

SOBRE LAS AUTORAS

ALBA FLORES REYES, Huelva, 19 Noviembre de 1993.

Formación académica

Graduada en Enfermería, Universidad de Huelva. Año 2011-2015.

Máster Oficial Universitario en Dirección y Gestión de Enfermería, Universidad Europea de Madrid (UEM). Año 2015-2016.

Diploma de Personal Competencies Trainer año 2016. Universidad Europea de Madrid (UEM).

Experto en Seguridad del Paciente, UNED. Año 2016/2017.

Experto en Cuidados Intensivos Neonatales. Universidad CEU Cardenal Herrera. Año 2016/2017.

Experiencia Prácticas Universitarias

Amplia formación universitaria con prácticas asistenciales en diferentes ámbitos: Hospital de día Juan Ramón Jiménez (Enero-Abril curso académico 2012/2013); Centro de Salud "El Molino"(Mayo-Junio curso académico 2012/2013); Área Quirúrgica Juan Ramón Jiménez (Septiembre-Noviembre curso académico 2013/2014); Medicina Interna Infanta Elena (Enero-Febrero curso académico 2013/2014); Laboratorio y Rx Infanta Elena (Marzo-Abril curso académico 2013/2014); Centro de salud "La Orden" (Mayo-Junio curso académico 2013/2014); Pediatría-Neonatos-UCIN Juan Ramón Jiménez (Septiembre-Noviembre curso académico 2014/2015); Urgencias infanta Elena (Noviembre-Diciembre curso académico 2014/2015); Comunidad Terapéutica Vázquez Díaz (Enero-Marzo curso académico 2014/2015); Unidad de Cuidados Intensivos Polivalente Juan Ramón Jiménez (Marzo-Mayo-Junio curso académico 2014/2015).

Experiencia profesional

Centro Radiológico Computer SA (CERCO), Río Tinto, Huelva. Mayo 2017.

Hospital Viamed Santiago, Huesca. Área de Hospitalización y consultas. Junio-Octubre 2017.

Otras actividades

Desde 2014 realiza actividades de voluntariado en Cruz Roja en proyectos de "Infancia Hospitalizada".

Monitora en Jornadas Masivas de RCP Básica en Instituto Alto Conquero (Huelva), invitada por 061, en Octubre de 2014.

Participación en Encuentros CONCIENCIA diabetes desde el año 2013.

Participación en proyectos editoriales.

Coordinadora y coautora del libro 1 Heridas Agudas, de la colección *Notas sobre el cuidado de heridas*, (Libro impreso). Editado por Molina Moreno Editores. Con ISBN-13: 978-1534657052, en Primera Edición de 13 de Junio de 2016.

Coautora del libro 12 Pie Diabético, de la colección *Notas sobre el cuidado de heridas*, (Libro impreso). Editado por Molina Moreno Editores. Con ISBN-13: 978-1537741086, en Primera Edición de 16 de Septiembre de 2016.

Coordinadora y coautora del libro 4 Heridas Quirúrgicas, de la colección *Notas sobre el cuidado de heridas*, (Libro impreso). Editado por Molina Moreno Editores. Con ISBN-13: 978-1537755236, en Primera Edición de 17 de Septiembre de 2016.

Coordinadora y autora del libro 13 Úlceras Vasculares, de la colección *Notas sobre el cuidado de heridas*, (Libro impreso). Editado por Molina Moreno Editores. Con ISBN-13: 978-1539491453, en Primera Edición de 7 de Octubre de 2016.

Coordinadora y autora del libro 3 Heridas Traumáticas, de la colección *Notas sobre el cuidado de heridas*, (Libro impreso). Editado por Molina Moreno Editores. Con ISBN-13: 978-1539815884, en Primera Edición de 27 de Octubre de 2016.

Coordinadora y autora de la guía 3, Guía de Heridas Traumáticas, de la colección *Notas sobre el cuidado de heridas,* (Libro impreso). Editado por Molina Moreno Editores. Con ISBN-13: 978-1539831549, en Segunda Edición de 29 de Octubre de 2016.

Autora del libro Jóvenes y Diabetes: *Uso del medidor continúo de glucosa,* (Libro impreso). Editado por Molina Moreno Editores. Con ISBN-13: 978-1539305743, en Primera Edición de 30 de Septiembre de 2016.

Coordinadora editorial y autora del libro 3 Necesidad de Seguridad, de la colección *Notas sobre las 14 Necesidades de Virginia Henderson,* (Libro impreso). Editado por sapientiaEd con ISBN-13: 978-1973958543, en Primera Edición de 17 de Julio de 2017.

Coordinadora editorial y autora del libro 1 Necesidad de Respiración, de la colección *Notas sobre las 14 Necesidades de Virginia Henderson,* (Libro impreso). Editado por sapientiaEd con ISBN-13: 978-1974154807, en Primera Edición de 27 de Julio de 2017.

Coordinadora del Proyecto Editorial *Notas sobre las 14 Necesidades de Virginia Henderson.* Autora de 4 libros, algunos en proceso de publicación.

Ponencias y participación en Congresos

Póster en Congreso FEAFES "Burnout en profesionales de Enfermería". Año 2017.

Póster en Congreso FEAFES "Trastornos mentales en adultos mayores hospitalizados y la importancia de enfermería en su manejo". Año 2017.

Póster en Congreso FEAFES "Trastornos de ansiedad". Año 2017.

Póster en VIII Congreso Internacional virtual de Enfermería y Fisioterapia "Ciudad de Granada". Con el título "Riesgo de caídas en pacientes hospitalizados". Año 2017.

————·————

IRENE SÁNCHEZ MÁRQUEZ, Huelva, 20 de Octubre de 1990.

Formación académica

Diplomada en Enfermería. Universidad de Huelva (2011). Máster en Urgencias, Emergencias, Catástrofes y Acción Humanitaria. Universidad de Sevilla y Fundación SAMU (2012).Máster de Enfermería en Farmacoterapia por la Universidad de Valencia (2013).

Lugar de trabajo

Enfermera de cirugía en Hospital Universitario Vall D'Hebron (Barcelona).

Experiencia previa

Enfermera de urgencias en Hospital Punta de Europa (Algeciras, Cádiz; 2015). Enfermera en medicina interna en Hospital Blanca Paloma (Huelva; 2015). Enfermera en oncología en Hospital Reina Sofia (Córdoba; 2014). Enfermera en cirugía en Hospital Torrecárdenas (Almería; 2014). Enfermera de planta en Hospital Universitario Vall d'Hebron (Barcelona; 2012).

Por añadidura, ha sido coordinadora y docente de un curso de Soporte Vital Básico (SVB) y Desfibrilación Semiautomática (DESA) en ciclos formativos de Auxiliar de Farmacia y Enfermería (Sevilla; 2012) y docente en las Jornadas Masivas de RCP Básica coordinado con EPES (061)

Experiencia investigadora

Participación en el I Congreso Andaluz Virtual de Salud Mental: "FEAFES-HUELVA" con dos posters (Huelva; 2013) y en el III Congreso Andaluz Virtual de Salud Mental: "FEAFES-HUELVA" con tres posters.

Participación en el II Congreso Internacional en Contextos Clínicos y de la Salud (Almería; 2016) con la presentación de 22 posters.

Trabajo final de máster: "Conocimientos y Actitudes que poseen los profesionales de la salud en los servicios de urgencias y emergencias" (Sevilla; 2012).

Participación en proyectos editoriales.

Coautora de la guía 13, *Guía de Ulceras vasculares*, de la colección *Notas sobre el cuidado de Heridas*. (Libro impreso). Editado por Molina Moreno Editores. Con ISBN-10: 1539680746 en Primera Edición de 21 de Octubre de 2016.

EDITOR: *Diego Molina Ruiz*

TÍTULOS DE LA COLECCIÓN
Notas sobre las 14 Necesidades de Virginia Henderson (14 Libros)

Libro 1: **RESPIRACIÓN.** *Necesidad de Respiración. Vol. 1*
Libro 2: **ALIMENTACIÓN.** *Necesidad de Alimentación. Vol. 2*
Libro 3: **ELIMINACIÓN.** *Necesidad de Eliminación. Vol. 3*
Libro 4: **MOVIMIENTO.** *Necesidad de Movimiento. Vol. 4*
Libro 5: **SUEÑO Y DESCANSO.** *Necesidad de Sueño y Descanso. Vol. 5*
Libro 6: **ARREGLO PERSONAL.** *Necesidad de Arreglo Personal. Vol. 6*
Libro 7: **TEMPERATURA.** *Necesidad de Temperatura. Vol. 7*
Libro 8: **HIGIENE.** *Necesidad de Higiene. Vol. 8*
Libro 9: **SEGURIDAD.** *Necesidad de Seguridad. Vol. 9*
Libro 10: **COMUNICACIÓN.** *Necesidad de Comunicación. Vol. 10*
Libro 11: **CREENCIAS.** *Necesidad de Creencias. Vol. 11*
Libro 12: **CRECIMIENTO PERSONAL.** *Necesidad de Crecimiento Personal. Vol. 12*
Libro 13: **ENTRETENIMIENTO.** *Necesidad de Entretenimiento. Vol. 13*
Libro 14: **APRENDIZAJE.** *Necesidad de Aprendizaje. Vol. 14*

EDITOR: *Diego Molina Ruiz*

Diego Molina Ruiz es ante todo un estudioso de los temas Socio-Sanitarios de actualidad. Autor y editor de diversos libros científico-técnicos relacionados con la salud y el medio ambiente.

En la actualidad trabaja para el Servicio Andaluz de Salud y como profesor de la Universidad de Huelva, donde participa como investigador de proyectos del Fondo de Investigaciones Sanitarias (FIS).

Nota del Editor:

Para poder atender cualquier consulta relacionada con el presente libro o bien con la colección a la que pertenece, quedo en todo momento a disposición de todos los lectores en la siguiente dirección de correo electrónico:

molina.moreno.editores@gmail.com

Edición impresa en papel y ebook disponible en:

www.amazon.com y www.amazon.es

EDITOR: *Diego Molina Ruiz*

Copyright © 2017 Diego Molina Ruiz (Editor)

Edita: sapientiaEd diegomolinaruiz@gmail.com

Coordinadora Editorial: Alba Flores Reyes

Diseño de portada: Diego Molina Ruiz

Imagen de portada: María López Zapata

Título del Libro: Necesidad de Alimentación

Libro número 2

Serie: Notas sobre las 14 Necesidades de Virginia Henderson

Primera edición: 08/08/2017

Nº de páginas: 115

Autora: Alba Flores Reyes

Autora: Irene Sánchez Márquez

All rights reserved / Todos los derechos reservados

ISBN-10: 1974431851
ISBN-13: 978-1974431854

Edición impresa en papel y ebook disponible en:
www.amazon.com y www.amazon.es

Todos los derechos reservados. Este libro o cualquiera de sus partes no podrán ser reproducidos ni archivados en sistemas recuperables, ni transmitidos en ninguna forma o por ningún medio, ya sean mecánicos o electrónicos, fotocopiadoras, grabaciones o cualquier otro sin el permiso previo de los titulares del Copyright. Las imágenes han sido cedidas por los autores y se prohíbe la reproducción total o parcial de las mismas.

www.ingramcontent.com/pod-product-compliance
Lightning Source LLC
Chambersburg PA
CBHW071207220526
45468CB00002B/525